早产儿
家庭养育
百问百答

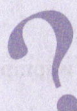

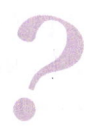

主 编 童笑梅

人民卫生出版社
·北京·

图书在版编目（CIP）数据

早产儿家庭养育百问百答 / 童笑梅主编 . -- 北京：人民卫生出版社，2025. 1（2025. 11重印）.
ISBN 978-7-117-37504-7

Ⅰ. R174-44

中国国家版本馆 CIP 数据核字第 2025ZX3677 号

人卫智网 www.ipmph.com	医学教育、学术、考试、健康，购书智慧智能综合服务平台	
人卫官网 www.pmph.com	人卫官方资讯发布平台	

早产儿家庭养育百问百答
Zaochan'er Jiating Yangyu Baiwen Baida

主　　编：童笑梅
出版发行：人民卫生出版社（中继线 010-59780011）
地　　址：北京市朝阳区潘家园南里 19 号
邮　　编：100021
E - mail：pmph @ pmph.com
购书热线：010-59787592　010-59787584　010-65264830
印　　刷：北京盛通数码印刷有限公司
经　　销：新华书店
开　　本：889×1194　1/32　印张：6
字　　数：120 千字
版　　次：2025 年 1 月第 1 版
印　　次：2025 年 11 月第 3 次印刷
标准书号：ISBN 978-7-117-37504-7
定　　价：59.00 元

打击盗版举报电话：010-59787491　E-mail：WQ @ pmph.com
质量问题联系电话：010-59787234　E-mail：zhiliang @ pmph.com
数字融合服务电话：4001118166　E-mail：zengzhi @ pmph.com

编者名单

（按姓氏笔画排序）

王　琳　首都儿科研究所

王丹华　北京协和医院

王惠珊　中国疾病预防控制中心妇幼保健中心

田秀英　天津市中心妇产科医院

刘　玲　贵阳市妇幼保健院

刘　俐　西安交通大学第一附属医院

刘　捷　北京大学人民医院

刘维民　北京宝秀兰医疗中心

闫　琦　北京市海淀区妇幼保健院

关宏岩　首都儿科研究所

李　利　云南省第一人民医院

李　埏　北京美中宜和妇儿医院

李正红　北京协和医院

杨　杰　南方医科大学南方医院

张　茜　郑州大学第一附属医院

张雪峰　北京大学国际医院

陈　玲　华中科技大学同济医学院附属同济医院

胡　勇　上海市东方医院

姜　红　青岛大学附属医院

童笑梅　北京大学第三医院

序

　　2012 年 5 月，世界卫生组织（World Health Organization, WHO）和联合国儿童基金会（United Nations International Children's Emergency Fund, UNICEF）联合发布了《全球早产儿报告》，引起全世界的广泛关注。2022 年 11 月，WHO 再次发布《WHO 关于早产/低出生体重儿保健的建议》，以提高全球对早产儿健康问题的重视。相关白皮书公布的数据显示，全球每年约有 1 500 万名早产儿出生，其中我国约占 10% 左右。由于各地的生活习惯、医疗水平存在较大差异，早产儿存活率也不相同。就全国范围来看，每年新增的早产儿依然过百万。

　　对围产医学的专业医护人员来说，一个早产儿的出生，需要整个妇儿医护团队全程精心救治、细心呵护；对早产儿家长来说，把宝宝接回家后的养育过程，同样面临着巨大的挑战，在喂养、护理、发育和情感等各个方面都需要父母双方甚至整个家庭付出始终如一的加倍努力。

　　通过对每个早产儿良好的养育过程，可避免在家庭养育和社会层面给孩子带来二次伤害，并可以更有效地改善宝宝的发育结局，促进宝宝达到满意的体格发育，改善宝宝的神经系统发育结局等，并培养形成健全、健康的人格。因此，早产儿并非患儿，他/她们只是比足月儿提前来到这个世界，我们为他/她们尽可能提供全方位的养育支持才是最重要的。

对早产儿父母来说，除了需要早产宝宝养育方面的健康知识以外，还需要更多的情绪支持和理解支持。在临床上，我们经常会发现一些父母搜索医学文献的能力、自学养育的能力非常强，还熟悉很多的早产儿医学专业术语，但是却很难把孩子养好，究其原因，就是知识点杂乱。往往在他们刚明白这个阶段的孩子发展规律时，孩子已成长发展到下一个阶段。如何才能更加准确地将养育问题进行荟萃，并精准解答，让父母不会淹没在互联网知识海洋中，也是我们所面临的一大挑战。

本书由中国关心下一代工作委员会儿童发展研究中心及北京掌欣社会工作发展中心发起，我的同事——北京大学第三医院儿科童笑梅主任牵头组织了来自全国新生儿医学领域的 20 余位专家，以问答的形式，用通俗易懂的语言，解答了覆盖早产宝宝的日常护理、喂养、睡眠、疾病、发育、康复、疫苗及家长心理等各个方面的问题，真正做到了早产儿家庭养育知识全覆盖，避免父母在互联网上大海捞针，甚至找到很多不切实际、以讹传讹的育儿内容。本书内容深入浅出、通俗易懂，亲切准确的回答必将成为早产儿父母必读本。

最后，我想对每一位早产儿父母说一声：你们是最棒、最勇敢的父母！让每个新生命在你们怀抱中绽放，呵护每个新生命的成长，让围产医护工作者体会到职业的自豪感。让我们携起手来，一起为这些早到的天使们加油，为每个父母提供全力以赴的支持，共同期待着每一位早产宝宝们健康茁壮成长！

2024年12月

亲爱的家长朋友：

首先祝贺您的家庭，迎来了新的小生命！早产宝宝的出生带给你们喜悦幸福的同时，也带来了很多忧虑、困惑甚至身心压力，我们也感同身受您五味杂陈的心境。在宝宝入住新生儿重症监护病房，面临众多医疗问题时，大多数父母都会感觉到手足无措。每位父母亲都希望能够更多地了解自己的宝宝，希望知晓他/她出生后就遭遇的所有疾苦和孤单无助；希望自己能身体力行地帮助宝宝战胜疾病困扰，顺利出院回到自己的身边；希望自己通过亲力亲为照护宝宝成为"最棒的爸爸妈妈"。

您需要这本通俗易懂的《早产儿家庭养育百问百答》，了解宝宝所经历的一切，做到胸有成竹，尽力帮助自己的宝宝顺利度过出生第一年并健康成长。本书信息可以让您更加积极、从容地参与到宝宝住院期间的临床决策，以及出院后的家庭养育中。虽然它不能代替医生对宝宝做出的具体医学建议，但希望让每位父母知道，你们从来不是孤军作战，在这份册子背后有 20 余位来自全国各地知名的新生儿科医生，还有 300 名曾经和你们经历类似遭遇的早产儿的家庭过来人。你们不是孤岛，我们一起加油！

童笑梅

2024 年 12 月

目 录

五、护理篇　　67

六、睡眠篇   101

七、发育篇　　109

八、康复篇　　127

九、疾病篇　137

十、疫苗篇　　　171

一、出生篇

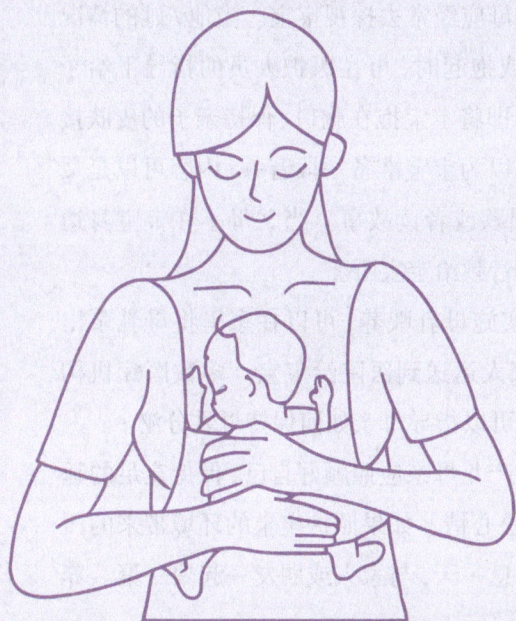

1. 早产，一定是妈妈的问题吗

绝大多数在医院新生儿重症监护病房住院 2~4 个月的早产儿，都经历了各种沟沟坎坎，历尽磨难和病痛。当家长了解到宝宝在新生儿重症监护病房的经历时都会倍感压力，这是很正常的情况。很多妈妈会因为宝宝的早产而责怪自己甚至产生负罪感。虽然部分宝宝早产的原因可能是由于母亲孕育过程中出现了意想不到的妊娠合并症，但仍有半数的早产儿是在母亲已经被充分照顾的情况下出生的。早产的具体原因通常并不清楚，也不能被预防。随着医学科学技术的飞速发展，很多超过生存极限的超低胎龄和体重的早产儿也被抢救存活，并健康长大。

如果有机会，父母应经常去探视宝宝。当他 / 她的情况稳定至可以被触碰或抱起时，可在医护人员的指导下给予宝宝"袋鼠式护理"，即将宝宝抱在胸口、保持亲子的皮肤接触。此外，父母还可以为宝宝准备一段音频，内容可以是父母温柔的说话声，唱歌或者读故事。当父母不在宝宝身边时，可以请护士播放音频给宝宝听。

建议对早产儿实施母乳喂养，可以在家里将母乳泵出并且冰冻保存，让家人运送到医院给宝宝。多数医疗机构都有母乳喂养专家，可以指导母亲如何保持母乳分泌。

最重要的是，早产儿母亲应照顾好自己，保持充足的睡眠、适当的饮食，放松心情。如果照护宝宝的环境带来的压力较大，建议母亲休息一天，与家人或朋友一起聚一聚。养育早产儿也可能会给婚姻带来压力，因此应与伴侣时常交流。不要害怕从关系亲密的家人、朋友、同伴或其他人那里获得帮助。不论是哭泣、祈祷或者表达愤怒，都是可以被理解的。一旦这些复杂的不可言状的感受得以释放，母亲将更容易接受她的早产宝宝。

另一种应对的方法是记录宝宝的新生儿重症监护病房（neonatal intensive care unit，NICU）日记。随时写下母亲的想法，有助于释放她的感受，并可以庆祝宝宝成长中那些看似渺小但至关重要的里程碑。

如果母亲感觉失落，建议与自己的医生以及宝宝的医生进行交流。他们可以提供帮助，找到适合的解决方法。

下面是在 NICU 旅程中，早产儿值得庆祝的成长里程碑。

- 撤离呼吸机，可以自主呼吸啦
- 第一次被爸爸妈妈抱起来
- 停止静脉营养，拔除静脉置管
- 第一次让妈妈抱喂
- 出暖箱，停用氧气
- 第一次进行眼睛检查
- 回家，欢迎宝宝回家

2. 早产儿如何计算和使用矫正年龄

随着早产儿救治技术水平的不断提升，很多幸运的早产宝宝来到了我们身边。作为父母,应如何去计算宝宝的年龄呢?因为宝宝在妈妈肚子里的程序是设定好的,提前出生的宝宝尚未具有足月儿的能力,还需要给其一定的时间来完成追赶性生长发育,将早产的这部分时间补回来。因此,应用矫正年龄更具合理性,同时可避免家长不必要的焦虑和担心。这就是需要为早产儿计算矫正年龄的意义。

计算矫正年龄和月龄有以下两种方法。

(1)某胎龄 32 周早产儿,出生后 3 个月。其早产的周数 = 足月胎龄 – 出生胎龄,即:40 周 – 32 周 = 8 周(2 个月),矫正月龄 = 实际月龄 – 早产月龄,即:3 个月 – 2 个月 = 1 个月。该早产儿矫正月龄为 1 个月,评价该 3 月龄早产儿时应与 1 月龄足月儿的生长标准来进行比较。

(2)另外一个计算矫正年龄的方法是按照预产期进行计算:比如一个预产期在 9 月 15 日出生的宝宝在 8 月 10 日就早产出生了,到 10 月 15 日时,这个宝宝的出生年龄为 2 个月 5 天,但是他的矫正年龄需要按 9 月 15 日足月后再数时间,也就是矫正 1 个月。

一般情况下,评价早产儿的生长发育需要矫正年龄至 2 岁,出生胎龄 <28 周的超未成熟儿可矫正至 3 岁。建议使用矫正月龄来评估早产儿生长发育是否按时达到发育里程碑。这里的发展里程碑包括了五大指标:大运动、精细运动、语言能力、社交能力和认知能力。通常早产儿出生后的前 6 个月是"追赶期"。在"追赶生长"过程中,应定期到儿童健康发展门诊进行规律随访、监测和家庭康复训练指导。孩子到了 3 岁以后就没有"矫正年龄"这个说法了,可沿用

实际年龄按时上学读书。所以早产儿过了 3 岁以后，就只有一个生日，那就是自己的出生日期。

每个早产儿都是一个好奇的小天使，想早早出生来看看这个世界，所以提前来到我们身边，他们努力追赶，茁壮生长，让我们陪伴着他们，一起走过风雨，一起度过生命中的美好和烂漫。

3. 新手父母自己能带好早产儿吗

早产儿是早到的天使，他们没来得及提前打招呼就急着与爸爸妈妈见面了。面对突然降临的小生命，新手父母既惊喜又担忧，这种复杂的心情和所承受的心理压力，是旁人难以想象的。养育如此弱小的宝宝，确实需要足够的勇气来面对各种挑战。在这里我们要告诉新手父母：别怕，我们一起来呵护他 / 她！

首先，坚信宝宝是闯关小勇士！许多宝宝在 NICU 度过了他们生命中最初的日子，一路闯关打怪，勇敢挑战极限，创造出一个又一个生命的奇迹。出院回家是万里长征走完的第一步，虽然还有无数激流险滩，但是这些困难阻挡不住小勇士前进的步伐。历史上爱因斯坦、达尔文、牛顿等都是早产儿，现代医学的进步更大大提高了超早产儿的存活率和生存质量，已经有很多"巴掌宝宝"长大、升学就业，成为国家的栋梁。家长应对自己的宝宝充满信心。

其次，要知道父母是养育早产儿的第一责任人。初为父母就面对与众不同的宝宝，要应对各种挑战。养育早产儿是学习和积累的过程，也伴随着新手父母的成长。要培养身心健康的宝宝，需要父母亲力亲为地陪伴和付出，这是其他任何人都无法替代的。这些年来，笔者团队看到身边许许多多早产宝宝的父母倾注全部的心血，陪伴着宝宝成长的每一步，这种无私的大爱令人动容。今日父母的辛勤付出必将为孩子未来的健康打下良好的基础。

最后，请相信新手父母不是孤军奋战。有强大的医护团队始终关注着早产宝宝的成长，牵挂着他们的点点滴滴，希望见证他们每一次里程碑式的跨越。在定期随访中，医生会对宝宝进行全面评估，及时发现宝宝的发育风险，新手父母会得到专业的营养和早期发展促进的指导。尤其在宝宝出生后前 2 年，一定要定期随访。另外，早产宝宝的成长需要社会各界的关心和帮助，中国关心下一代工作委员会专门成立了早产儿家庭养育专家组，掌欣早产儿公益项目的志愿者们热心地为所有早产儿家庭提供帮助，与父母一起呵护早产宝宝的健康成长。

4. 妈妈存在产后情绪低落，家人如何提供帮助

在产后不久，很多新手妈妈会出现爱哭和情绪低落，甚至焦虑、失眠、易发脾气、兴趣减低等情绪问题。如果这种感觉在产后的持续时间超过 2~3 周，应该去医院就诊，寻求专业人士的帮助。由壹心理等机构联合发布的《2022 年新生妈妈情绪白皮书》显示：大约 40% 的新生儿母亲会受到产后情绪问题的困扰。如未能有效地疏导，其中 15%~20%

产妇的情绪问题会越来越严重，甚至发展为临床抑郁症。

产后情绪问题由生理和心理两方面因素共同导致。在孕期，雌激素和孕激素水平显著升高，分娩后，激素水平急速回落，机体一时难以适应，就会出现情绪波动、产后抑郁等问题。心理方面，新手妈妈要经历角色冲突，突然具有了妈妈的身份，除了欣喜之外，还会有能否胜任的自我怀疑，继而出现恐惧和焦虑的情绪；小宝宝降临后，家庭关系往往会变得复杂而紧张，比如两代人养育孩子的理念出现冲突和分歧，婆媳关系问题更加凸显，夫妻关系也因重心转移到孩子身上而经受挑战，这些关系的改变和冲突都可能成为妈妈的压力和应激因素。尤其对早产儿的妈妈来说，由于早产通常导致分娩后一段时间内无法见到宝宝，上述产后情绪问题的存在会更加普遍，而家庭的支持能起到明显的缓解作用。具体来说，应该从以下几方面帮助妈妈平稳度过这个特殊时期。

首先，看见情绪低落和焦虑等问题，是做出改变的开始，爸爸和其他家人应注意观察妈妈的情绪变化，除了爱哭和情绪低落等，很多妈妈还会出现精疲力竭、无法入睡、食欲变化、紧张担心自己怎么适应妈妈的角色，以及焦虑宝宝的安全与健康、护理和喂养等。妈妈的情绪问题需要被家人看见、被疗愈。爸爸此时可以提供的最好帮助就是让妈妈放心，告诉她这是许多女性在产后都会出现的一种现象。同时听她倾诉，如果需要，可鼓励她哭出来，鼓励妈妈接纳自己作为新手妈妈的"笨手笨脚"，对自己的期待应适当合理。另外，陪妈妈一起学习育儿知识或者参加育儿课程,正确认识育儿的认知误区,也会有更多的掌控感和成功体验。

其次,让妈妈尽可能多地休息,不必让太多人来探望。爸爸在生活中要尽可能亲力亲为去照顾她,并帮助她规划好每天的安排,例如哪些事是必须要做的,哪些事可以延期再做等。最重要的是,让她知道不管发生什么事,家人都在身边。对于那些平时陪伴妻子少的家庭,新爸爸这个时间要多去理解和陪伴。陪伴不是指坐在一旁看手机,而是每天多些拥抱、微笑、问候和爱语,更重要的是内心真的去理解和包容对方,让她心情愉快。

最后,家庭作为重要的社会支持系统,对妈妈的心理支持是至关重要的,小家庭应保持和双方老人的界限,夫妻在这种关键时刻应作为最重要的"攻守同盟",即使需要得到老人的支持,也要注意限度,尽量保持小家庭的自主性,在发生家庭内部冲突时,尽量设置"缓冲地带"。比如在婆媳关系中,丈夫要承担起"缓冲"的角色,努力做新手妈妈焦虑的"解药"。

总而言之,小家庭应合力营造温馨愉快的氛围,帮助新手妈妈调整心态,平稳度过人生中最重要的阶段。

5. 宝宝还在院内,父母可以为他 / 她做点什么

早产宝宝由于出生胎龄早、体重低,导致住院时间较长。很多父母都有一个疑问:在宝宝住院期间,父母可以为他 / 她做些什么呢?

宝宝刚住院时，很多父母会产生对不起宝宝的想法，妈妈们甚至可能出现产后抑郁。这时就需要父母互相鼓励、安慰，缓解焦虑、紧张、难过的情绪，特别是爸爸要做好妈妈的情绪调节，必要时可以寻求专业医生的帮助。在情绪稳定的情况下，妈妈才能好好坐月子，早日恢复。妈妈在坐月子期间，需要按时吸出母乳，爸爸则负责按照医院的要求，将母乳送到医院，给宝宝提供最好的营养源。另外，在宝宝住院期间，父母还可以办理宝宝的出生证明、户口、医保等事项。

宝宝住院时间长，也容易出现病情变化，这时候父母要相信医生的专业水平，积极配合医生的治疗，帮助宝宝早日康复。不要过度地担心或干预医生的诊治。

在结束院内治疗后，父母面临着更大的挑战——宝宝回家后的家庭护理。因此，父母可以在宝宝住院期间自学一些早产儿的家庭养育要点，多多参与父母培训班，掌握护理技能。目前，越来越多的医院在早产儿出院前提供家庭参与式护理，父母也可以抽出时间好好参与进来，学习早产儿日常护理与观察，掌握喂养技巧、体格生长的监测以及异常情况的识别，了解出院随访的流程。

当然，妈妈的情绪逐渐平稳以后，还要维持良好的泌乳状态，这样当宝宝出院后，可以第一时间喝到妈妈的母乳，这对于早产儿来说，是至关重要的。

这样看，在宝宝住院期间，父母能做的事情有很多，一定要排除不良情绪，和宝宝一起努力，用饱满的热情和熟练的育儿技能迎接宝宝回家。

6. 宝宝在 NICU 里经历了什么，是不是要闯过很多危险的关呢

早产儿是指出生胎龄 <37 周（孕龄不足 259 天）的活产新生儿，约占出生人口的 10% 左右。早产儿的出生体重大部分在 2 500g 以下，头围在 33cm 以下。

当早产儿进入 NICU 时，也许父母还没有仔细看过孩子。他们想知道，孩子在 NICU 会经历什么，会接受怎样的治疗。

父母应该知道，此时的早产儿是个小战士，和他 / 她并肩作战的就是 NICU 的医生和护士们。

由于提前出生，早产儿的生理机能及各脏器发育不成熟，出生后将面临诸多挑战，如体温、呼吸、循环、喂养、感染等，出生胎龄和出生体重越小，面临的生存风险就越大。所以说早产儿在生后早期，一直都在为生存健康"闯关打怪"，需要家长和医护人员齐心协力，共同给予他 / 她们精心的爱护。一般来说，早产宝宝需要闯过以下六道关卡。

体温维持关

早产儿，尤其是极低 / 超低出生体重儿，由于皮下棕色脂肪生成不足、能量储备少及体温调节能力低下等，容易出现低体温。低体温可成倍增加早产儿的死亡风险，极低出生体重儿体温每下降 1℃，死亡率将增加 28%。当发生低体温时，宝宝可能出现嗜睡、拒食、少哭、少动，有些宝宝出现

皮肤硬肿,严重者可出现肺出血、肾衰竭、弥散性血管内凝血等多脏器功能障碍。

早产儿的保暖措施至关重要。医院产房的温度一般设置为 24~26℃;医护人员会提前预热宝宝使用的辐射保暖台;早产儿出生后需立即擦干头部并保暖,医护人员会将胎龄 <32 周和 / 或出生体重 <1 500g 的早产儿的身体包裹在清洁塑料膜 / 袋内,并迅速放入恒温闭式暖箱中进行保暖。

呼吸支持关

呼吸问题是早产儿出生后所面临的基本生存问题之一,常见的有呼吸窘迫综合征(respiratory distress syndrome,RDS)、呼吸暂停和支气管肺发育不良(broncho-pulmonary dysplasia,BPD)等。RDS 由肺发育不成熟和肺表面活性物质缺乏引起,多见于早产儿,胎龄越小,发病率越高,28 周以下超早产儿发生率高达 80% 以上。典型表现为出生后很快发病,并在 48 小时内持续进展,发生皮肤青紫、呻吟、吸气性凹陷及气促。如不及时治疗,可因进行性缺氧和呼吸衰竭而死亡,存活者则在生后 2~4 天开始恢复。围产期管理包括将有早产高风险的孕妇转诊到区域性围产医学中心分娩,并进行产前激素治疗,促进胎肺成熟;产房内稳定措施包括延迟早产儿的脐带结扎和使用 T 组合复苏器帮助宝宝呼吸,如果出现呼吸暂停或心动过缓,则进行气管插管有创辅助通气治疗等。对出生后需要治疗的早产儿,应及时使用肺表面活性物质,并选择肺保护的呼吸支持策略。

早产儿由于呼吸中枢和呼吸系统发育不成熟，常常会有呼吸节律不规则的现象，呼吸暂停是指呼吸中断超过20秒，或20秒以内伴有心率下降或血氧饱和度下降，多发生于活动睡眠期，需要临床干预。治疗措施包括体位管理、触觉刺激以及应用咖啡因兴奋呼吸中枢等。

支气管肺发育不良（BPD）是早产儿最常见的呼吸系统严重并发症，常需要长时间的氧疗或呼吸支持，是严重影响早产儿存活和远期预后的瓶颈问题，目前治疗手段有限，主要依靠呼吸支持、糖皮质激素治疗及综合管理措施。

循环稳定关

新生儿出生后，原有的胎儿循环应立即向宫外循环转换，但早产儿往往很难顺利完成这一切换过程，常常发生多种心血管相关问题，造成早产儿在出生后很容易出现低血压和循环灌注不足的表现，如中枢神经系统、消化道和肾脏的缺血缺氧。而肺水肿和肺血管阻力升高往往需要使用血管扩容和血管活性药物治疗。对于出现动脉导管持续开放的早产儿，如血流动力学不稳定，需要药物如布洛芬等关闭导管，有药物禁忌或治疗困难的需要手术结扎动脉导管。对于部分出生后存在持续性肺动脉高压的早产儿，可能还需要接受一氧化氮吸入治疗或相应药物治疗。

营养喂养关

早产儿由于胃肠道发育不成熟，吸吮和吞咽反射协调能力不完善，经胃肠道营养摄入受限，往往需要额外的肠外营养（静脉）支持。由于早产儿对肠内喂养不耐受，常常出现腹胀、胃残余增多，影响胃肠内喂养进程，延缓胃肠道功能的发育和成熟，并增加相关并发症的发生风险，会在一定程度上延长住院时间、增加医疗负担。

新生儿坏死性小肠结肠炎是早产儿最严重的消化系统疾病，也是导致死亡的主要疾病之一，出生体重 <1 500g 的早产儿坏死性小肠结肠炎（necrotizing enterocolitis，NEC）发病率为 5%~10%。本病临床上以腹胀、呕吐、腹泻、便血，严重者发生休克及多器官功能衰竭为主要表现，腹部 X 线检查以肠壁囊样积气为特征。一旦疑诊为 NEC，应先禁食，行胃肠减压。治疗原则是使肠道休息，防止进一步损伤，纠正水、电解质及酸碱紊乱并减少全身炎症反应。绝大多数患儿的病情可以得到控制，长期预后良好；部分需外科手术治疗，经手术治疗者存活率约 50%，其中 25% 有胃肠道的长期后遗症。临床预防措施有倡导实施早产宝宝的母乳喂养、早期微量肠道喂养、慢速增加奶量和管理喂养不耐受等。

感染防控关

早产儿的免疫系统尚未充分发育，易发生感染。新生儿败血症是威胁新生儿生命的重大疾病，其发病率为 4.5‰~9.7‰，分为早发及晚发两种类型，早发败血症发病时间一般在出生后 3 天内，大多由母体病原菌垂直传播（产前或产时感染）引起；晚发败血症一般发生在出生 3 天以后，往往由于社区获得性感染或医院内感染引起。常见的致病菌包括大肠埃希菌、无乳链球菌、李斯特菌、凝固酶阴性葡萄球菌等。败血症的临床表现多样且可累及各个系统，临床表现不典型，刚出生时无明显症状，但很快出现休克、弥散性血管内凝血甚至死亡，临床诊断往往根据各种高危因素及实验室检查确定。无论是早发还是晚发败血症，一旦出现疑似情况，应立即采取血培养后使用抗菌药物，然后根据血培养及药物敏感试验等检查结果，判断是继续使用、换用还是停用抗菌药物。

脑损伤防治关

早产儿救治最为棘手的问题当属脑损伤，包括脑室周围-脑室内出血和脑白质损伤。随着我国新生儿学的发展，胎龄<28周的超早产儿救治需求明显增加，但其器官发育不成熟，极易出现各种并发症，特别是脑损伤发生率很高，存在远期严重神经发育障碍风险，导致家长积极救治的意愿降低，明显影响到早产儿的生存质量，已成为NICU亟待解决的关键问题。

目前可通过对高危早产儿进行常规定期床旁颅脑超声筛查，发现不同程度的脑损伤，及时检出无症状的病例。采取一系列预防手段，包括恰当的医疗与护理措施等，尽可能维持稳定的颅内压和脑血流范围，避免"涨落"状态。

早产儿在NICU住院期间除了需要渡过以上六大难关之外，还可能遇到黄疸、贫血、视网膜病变、代谢性骨病等诸多问题，需要特殊的医疗照护。目前医疗技术已能防治大部分早产儿的相关疾病，帮助他们渡过难关。对于早产儿脑损伤、慢性肺部疾病等长期存在甚至影响终生的疾病，还需要进一步研究以寻找更好的解决方案。

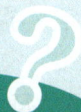

二、出院篇

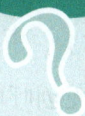......

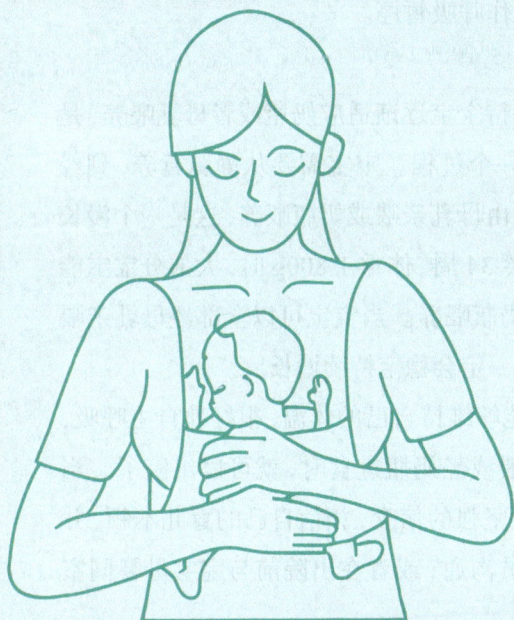

7. 宝宝能够出院的标准是什么

虽然每个宝宝都有自己的成熟速度，但通常来说，早产儿会在预产期的 2~4 周内达到准备回家的状态。但如疾病过程复杂，可能导致宝宝发展进程的延后。

里程碑 Ⅰ：体温稳定

在能够回家以前，宝宝能够在不需要额外保暖措施（暖箱）的帮助下，维持自己的体温。一般来说，在宝宝达到胎龄 34 周、体重 1 800g 时，体温能够稳定在 36.5~37.5℃。

里程碑 Ⅱ：自主呼吸

撤离各种有创或无创呼吸机，是宝宝迈向回家之路的又一个大进步。宝宝不再需要持续吸氧，可能仍有间断呼吸不规则，但不再发作呼吸暂停。

里程碑 Ⅲ：经口喂养

对父母来说，等待宝宝逐渐适应奶瓶或者母乳喂养，是住院期间最困难的一个过程。宝宝需要从静脉营养，到经胃管喂养，到最终经由母乳亲喂或奶瓶喂养，这是一个漫长的过程。在达到胎龄 34 周、体重 1 800g 时，大部分宝宝能够接受部分亲喂或奶瓶喂养。当宝宝可以全部经母乳亲喂或奶瓶喂养时，体重一定会稳定持续增长。

谨记！当宝宝能够维持自己的体温，很好地自主呼吸，并且能够由母乳亲喂或经奶瓶进食时，就可以出院了。当然，父母一定要树立坚强的信念，相信自己的育儿本领，并提前通过与医护人员沟通，或者在出院前与宝宝母婴同室一段时间,学习和掌握护理早产儿的技能和技巧。并与医生确定出院后随访的时间和途径,便于随时咨询宝宝的各种现象和问题。

8. 办理出院手续的时候,需要把哪些关键信息带回家

早产儿经历长时间的住院后,终于到了出院时刻,新手父母应该重点关注哪些关键信息呢?父母们给宝宝办理出院时,切记要保留好两大类关键资料:一是宝宝治疗及随访的相关资料:出院小结、健康宣教资料、医院随访流程等;二是宝宝医保报销相关资料:疾病证明单、缴费清单等(表2-1)。

表2-1　出院时要保留的两大类关键资料

治疗及随访的相关资料	出院小结	喂养情况	奶粉种类、每顿奶量、喂奶间隔、出院后喂养指导的初步建议	
			身长、体重、头围、胸围等体格指标	
		出院带药情况	抗生素、口服营养素、其他特殊药物	
		出院后的随访计划	随访的项目	体格、智力发育体检
				新生儿疾病筛查
				新生儿听力筛查
				新生儿血尿串联质谱分析
				新生儿先天性心脏病筛查
				ROP筛查
				异常影像学结果复查计划
				康复训练项目计划
			随访时间	随访计划制订
		出院后的健康宣教	疫苗接种计划、家庭护理方法和技巧、紧急情况的处理、宝宝出院情况异常情况的观察	
	医院随访流程	医院随访指定门诊、门诊就诊流程等		
医保报销相关资料	出生证、缴费账单、疾病证明单、出院小结、住院大病历等			

　　首先是宝宝治疗及随访的相关资料。对于早产儿，医疗照顾是一个长期而又连续的过程，住院期间的医疗措施是第一阶段，而出院后的家庭照顾及随访不仅是住院医疗的序贯巩固，也是早产儿追赶生长及发育的第二阶段。要想全面做好出院后的家庭照顾及随访工作，就必须知道宝宝住院期间都经历了什么，而出院小结是对宝宝住院期间"升级打怪"过程的高度概括，出院小结包含了宝宝初入院的状态、住院期间的血检报告、影像学报告、新生儿筛查情况、住院期间的用药情况、医疗支持措施情况以及重要的出院医嘱。

　　出院医嘱包含了宝宝出院后需要重点关注的多项信息。①喂养情况：如宝宝临出院时奶粉的种类（母乳及母乳强化剂添加情况／早产儿奶／部分水解奶／氨基酸奶／无乳糖奶等）、每顿奶量、喂奶的间隔、出院后喂养指导的初步建议等情况，同时也包含了宝宝临出院时的身长、体重、头围、胸围等生长发育情况；②出院带药情况：部分早产儿出院后需继续口服药物，如抗生素、口服营养素（维生素 AD、维生素 D、铁剂、钙剂、维生素 E 等）、其他特殊药物（抗惊厥药物、代谢类药物等）；③出院后的随访计划：随访时间、随访内容、随访项目；④出院后的健康宣教：家庭护理方法和技巧、紧急情况的处理、宝宝出院异常情况的观察、疫苗接种情况等。各家医院根据不同情况，可能提供不同的早产儿健康宣教资料。

　　其次就是宝宝医保报销相关资料。在宝宝住院期间，去办理出生证明、户口、医保手续后，咨询宝宝户口所在地区医保政策,出院时向医院索要医保报销相关资料:包括但不限于住院期间的缴费账单、疾病证明单、出院小结、住院大病历等资料。

9. 出院时听不懂 NICU 医生说的很多专业术语怎么办

当早产儿从 NICU 出院时,医生和护士都会与父母详细交谈,告知宝宝目前的身体发育指标,住院期间的主要疾病诊断和疾病恢复情况,目前喂奶方式和喂养量,还要告知宝宝出院后居家的照顾技巧、家庭支持和紧急情况处理、早期干预、预防接种、随访等护理早产宝宝的必要的知识和技能,为早产儿提供安全、有效的家庭护理。谈话中可能会使用一些专业术语,这可能会让家长感到困惑或不确定。现在我们来聊聊出院时,可能会交代的内容和专业术语。

(1)健康状况和诊断:包括早产儿目前的健康状况,如呼吸情况、体重增长、营养状态等。相关诊断包括呼吸窘迫综合征、新生儿黄疸、早产儿相关并发症(如先天性心脏病、支气管肺发育不良、坏死性小肠结肠炎、视网膜病变)等。

(2)喂养:喂养方式、奶量及加奶方法。

(3)家庭护理指导:保暖、喂奶、沐浴、更换尿布、测量体温、呼吸监测、喂药,以及皮肤问题(如血管瘤、脐疝、湿疹或红屁股的预防等)。

(4)紧急情况和急救措施:如呼吸窘迫、发热、呕吐/呛奶或其他急性症状时的应急措施和急救联系方式。

(5)定期复查和随访:出院后医疗检查或随访的时间

和内容。

（6）医学专业术语

1）呼吸窘迫综合征（respiratory distress syndrome，RDS）：指新生儿出生后不久即出现的进行性呼吸困难和呼吸衰竭等症状，主要是由于缺乏肺泡表面活性物质所引起，导致肺泡进行性萎陷。患儿于生后6小时内出现进行性呼吸困难、呻吟、发绀、三凹征，严重者发生呼吸衰竭。发病率与胎龄有关，胎龄越小，发病率越高，病情越重。

2）黄疸（jaundice）：新生儿最常见的临床问题，由于各种原因导致胆红素在体内堆积引起的皮肤、巩膜等黄染。可以是生理性或病理性。早产儿由于肝功能不成熟，其血清胆红素水平较高和持续时间过长，常需要医学监测和治疗，以防止潜在的并发症。

3）宫外生长发育迟缓（extrauterine growth restriction，EUGR）：用于描述早产儿在子宫外的生长状况，即当出院时或纠正胎龄40周时，他们的生长（体重、身长和头围的增长）达不到预期目标或低于同龄同性别足月婴儿的体重、身长、头围的第10个百分位。

4）支气管肺发育不良（broncho-pulmonary dysplasia，BPD）：是一种影响早产儿的慢性肺部疾病。是由于各种原因导致早产儿不成熟的肺部支气管和肺泡的发育受损，临床表现为呼吸困难、需要长期氧疗、增加呼吸感染的风险等问题。BPD的严重程度因个体而异，需要家长和医疗团队的共同努力，进行定期随访和综合护理。

5）视网膜病变（retinopathy，ROP）：是一种主要影响早产儿视力的视网膜疾病。在早产儿中，由于眼睛尚未完全发育，视网膜可能会受到异常血管生长的影响。这种异常血管生长可能会导致视网膜脱落或出血，严重时可能导致失明。ROP 的严重程度因个体而异，从轻微的病变到需要治疗的重度病变都有。因此对于早产儿的家长来说，了解并定期检查 ROP 是非常重要的。及时的诊断和治疗可以显著降低 ROP 引发的视力损害的风险。

6）早期干预：指在婴儿发育的关键时期提供的一系列支持和服务，目的是识别并及时处理早产儿可能面临的发育延迟或健康问题，以最大限度地支持他们的全面发展。包括定期发育评估，以了解其在各个方面（如运动、语言、认知和社交）的进展，根据评估结果给家长提供支持、指导和培训等。

10. 宝宝什么时候可以脱离呼吸机

早产儿出生后面临许多生存挑战，其中之一是呼吸系统的未成熟和可能存在的各种疾病，导致许多早产儿需要额外通过呼吸机（机械通气）帮助呼吸，才能保证血中氧气和二氧化碳处于正常水平，维持全身其他脏器的供氧和代谢，从而度过生命中最关键和脆弱的时期，为健康发育奠定基础。那么，早产儿究竟什么时候可以安全地脱离呼吸机呢？

每位早产儿的情况都是独特的，撤离呼吸机的决策基于个体化的评估和医疗团队的专业判断。在撤离呼吸机之前，医疗团队会定期进行监测和综合评估，观察宝宝肺部的成熟度和功能,肺部影像和整体健康状况,呼吸稳定性,血氧饱和度,血气分析等,随着综合情况好转,医疗团队会逐渐调低机械通气的各项参数,并观察宝宝能否维持稳定的呼吸状态,直到成功脱离呼吸机,适应自主呼吸。撤机过程有时很顺利,有时也会一波三折,也有早产儿在成功撤机后,由于出现其他疾病,导致缺氧或呼吸困难再次出现,需要再次给予呼吸机治疗。因此,家长和医疗团队的密切合作和沟通,是确保早产儿得到最佳呼吸支持和关怀的关键。

11. 宝宝出院时还不到预产期,回家该怎么照顾

很多胎龄较小的早产儿在出院时纠正胎龄可能仅有35~36周甚至更小,回家后家长需要延续宝宝在医院时的照护方法,帮宝宝平稳过渡到家庭生活。

首先是呼吸问题,多数早产儿出院时已经自主呼吸平稳,不需要吸氧。家长需要了解早产儿的呼吸情况,知道早产儿的呼吸比成人快很多,可以达到每分钟40~50次,而且呼吸也可能是不均匀的。但如果宝宝呼吸过快,或者经常出现呼吸暂停,同时伴有皮肤颜色发暗甚至青紫,或者呼吸时看到宝宝的鼻翼扇动或肋骨间隙凹陷,这些情况都提示呼吸异常,需要及时就诊。只有了解这些特点才能比较准确地判断宝宝的呼吸是否正常。

其次是宝宝吃奶的情况,在出院时医生一定会告诉家长在出院前宝宝吃的是什么奶,每次吃多少毫升,需间隔几个小时吃一次。家长一定要认真记下来,回家后按照这个

方案给宝宝继续喂养。由于家长的喂养技巧和宝宝的适应情况可能和住院的时候有所不同，所以家长还要根据宝宝实际完成的吃奶情况进行适当调整。如果每次宝宝吃奶量都达不到出院前的奶量，那就要增加喂养次数，保证每天的喂养总量与出院前基本一致。等宝宝基本习惯家长的喂养节奏了，再逐渐延长喂养间隔时间，增加单次喂养量，来帮助宝宝不断提升吃奶的能力。

最后要了解宝宝需要继续服用哪些药物，在出院前认真学习和记录宝宝所要服用药物的剂量和方法，回家后要遵循医嘱给宝宝吃药并做好记录，以方便在后续随访时与医生进行沟通。

通常情况下，医生会根据早产儿的胎龄、体重和住院时的情况来决定出院后第一次复诊的时间，家长一定要根据医生的要求及时复诊，在复诊时向医生详细汇报宝宝的呼吸、吃奶、吃药情况，医生也会告诉家长下一阶段的注意事项，尤其是某些药物的剂量调整，家长就可以根据医生布置的"作业"回家继续好好照顾宝宝了。

12. 宝宝马上出院了，该怎样做好家庭的养育环境布置

对于早产儿来说，家庭的养育环境布置是非常重要的，这将有助于他们的健康成长和发育。以下是一些建议，供早产儿父母参考。

（1）舒适的温度和湿度：早产儿对温度和湿度的要求比较高，家长需要注意保持室内温度在 22~26℃，湿度在

50%~60%，可以使用加湿器、空调等设备来调节室内温度和湿度，同时也要注意宝宝的衣物穿脱。

（2）柔和的光线和充足的阳光：宝宝的房间最好具有充足的采光条件，并可以通过窗帘、床幔等调节出柔和的光线，避免强光直接照射宝宝的眼睛。在宝宝白天入睡时，要注意适当调暗光线，以营造睡眠氛围。

（3）安静的环境：早产儿需要一个相对安静的环境，家长需要注意避免噪声和干扰，保持室内安静，也可以酌情、分时段播放一些轻柔、舒缓的音乐，来刺激和诱导宝宝的听觉发育。

（4）适合宝宝的家具和用品：家长需要选择适当的家具和用品，如软硬适度的床垫（过于软塌不利于宝宝练习俯卧支撑抬头）、舒适的婴儿车、安全的婴儿围栏等，以确保宝宝的安全和舒适。需要注意的是，床上物品不能摆放过多及杂乱，以免堵塞宝宝口鼻，造成呼吸道阻塞引发意外。

（5）定期清洁和消毒：家长需要定期清洁和消毒宝宝的玩具、餐具、衣物等物品，以避免细菌感染和传播；但同时也要注意避免过度杀菌，造成宝宝免疫系统发育失衡，导致后续过敏性疾病的发生。

（6）注意四季变化：家长需要根据四季的气温变化来调节宝宝的穿着和环境，如夏季需要保持室内凉爽，尽量用蚊帐等物理方法驱蚊，以避免芳香制剂的吸入等；冬季既需要保持室内温暖，同时又要增加湿度，以保持宝宝呼吸道湿润等。

总之，对于早产儿的家庭养育环境布置，家长需要注意温度、湿度、光线、安静的环境、家具、用品等方面的要求，以及根据四季变化进行调节。同时，也需要注意清洁和消毒，以确保宝宝的安全和健康。

13. 早产儿回家后，遇到哪些表现或情况需要立刻去医院

宝宝终于要回家了！此时此刻，相信家长们在惊喜之余，一定还有几分忐忑不安。他们从未照顾过早产儿，不知道哪些表现是正常的，哪些表现和情况又是异常或危险的。更加令家长担忧的是如何才能保障宝宝的安全。

早产儿出院前，父母或照护人一定要了解宝宝在 NICU 已经发生的疾病，以后要重视的医疗问题，要接受的初级保健内容。此外，家长须接受主管医生和护士的喂养培训及指导，为宝宝制订家庭护理管理及随访计划等。由此可见，照护好一个早产儿真不是件容易的事！不过，只要家长努力学习早产儿喂养知识和技术，掌握识别常见风险及正确处理的方法，就会使宝宝的养护多一份安全保障。

（1）呼吸暂停：回家时纠正胎龄还不足 40 周的早产儿仍可能会出现呼吸暂停。如果发现宝宝出现呼吸暂停，须立即为其转换体位、触摸背部或脚底等，以兴奋呼吸中枢，同时尽快联系新生儿科医师或立即住院救治。

（2）肺部感染：曾患支气管肺发育不良（BPD）的早产儿容易发生肺部感染，且很难与上呼吸道感染区分。因此回家后一旦出现呼吸急促或喘息，需要立即到医院就诊，接受吸氧、利尿及抗生素等治疗。

（3）胃食管反流：所有小婴儿均会发生胃食管反流，早

产儿发生反流更为多见。如果宝宝在少量多次喂养的情况下仍频繁吐奶,甚至反复呛奶,导致发生呼吸暂停、喂养困难等,应高度警惕胃食管反流,并立即到医院救治。

（4）呛咳:在给宝宝喂奶过程中及喂奶后,如出现呛咳,甚至口唇或面色青紫,要注意排除呛奶导致的窒息或吸入性肺炎,应立即改变体位至侧卧位,轻拍宝宝后背,清理呼吸道,并尽快到医院救治。

（5）感染:早产儿免疫力低下,容易发生感染。当家长发现宝宝吃奶不好、反应差、体温不升或发热、皮肤发黄或黄疸等任何症状,应立即带宝宝到医院救治。

（6）婴儿捂热综合征:又称"蒙被综合征",如家长给宝宝盖被子过厚(尤其在寒冷的冬天、未使用暖气或空调的家庭容易出现这种情况)可引起此综合征,常表现为大汗淋漓;精神萎靡,双眼凝视,四肢僵直,嗜睡,皮肤黏膜干燥。一旦发现有上述症状,应高度怀疑婴儿捂热综合征,并立即到医院救治。

（7）惊厥:是小婴儿常见的危重症,病因复杂、表现多样,不容易被家长发现。惊厥很容易对宝宝脑部造成损伤,临床可表现为:①短暂而固定的凝视、斜视、眼球震颤及转动、眨眼等;②面肌抽搐,有咀嚼、吸吮、吞咽动作;③下肢踏板样或踏车样动作,上肢游泳样或划船样动作;④短暂的阵发性肌张力低下,伴面色苍白或眼球上翻;⑤呼吸、心率突然改变,呼吸暂停伴全身松软;⑥肢体、面部肌群节律性抽动;⑦游走性阵挛性抽动,并伴呼吸及意识障碍;⑧全身或一侧肢体肌肉一阵阵抽搐或肌肉持续强直紧张等。一旦发现早产儿出现上述任何一种类似表现,应尽快到医院就诊。

三、随访篇

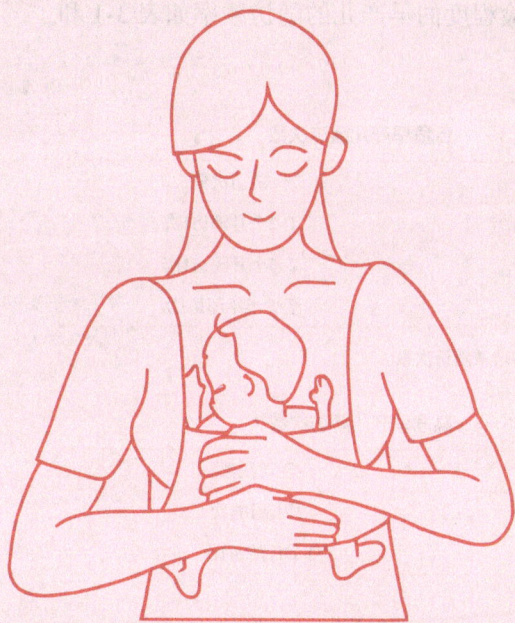

14. 不同胎龄的早产儿多久随访一次

早产儿的随访频率与他们的胎龄和存在发育异常的危险程度相关,危险程度越高,出院后随访的间隔就越短,次数越多。

2017 年国家卫生和计划生育委员会发布的《早产儿保健工作规范》将早产儿危险程度分为低危和高危。低危早产儿是指胎龄≥34 周且出生体重≥2 000g,无早期严重合并症以及生后早期体重增长良好的早产儿。高危早产儿是指胎龄<34 周或出生体重<2 000g,存在早期严重合并症,生后早期喂养困难以及体重增长缓慢等任何一种情况异常的早产儿。

不同胎龄和危险程度的早产儿的随访频率如表 3-1 和表 3-2 所示。

表 3-1　低危早产儿随访次数

矫正年龄	随访次数
出院后~矫正6月龄	1~2个月随访1次
矫正7~12月龄	2~3个月随访1次
矫正12月龄后	至少半年随访1次

注:根据随访结果酌情增减随访次数。

表 3-2　高危早产儿随访次数

矫正年龄	随访次数
出院后~矫正1月龄	2周随访1次
矫正1~6月龄	1个月随访1次

续表

矫正年龄	随访次数
矫正7~12月龄	2个月随访1次
矫正13~24月龄	3个月随访1次
矫正24月龄后	半年随访1次

注：根据随访结果酌情增减随访次数。矫正12月龄后，如连续2次生长发育评估结果正常，可转为低危早产儿后期随访管理。

15. 早产儿随访有哪些项目

在早产儿首次门诊随访时建立管理档案，对早产儿进行专案管理。需要询问并记录宝宝的既往信息，如家庭基本信息、母亲孕产期情况及家族史，宝宝出生时情况、住院诊治经过、住院天数、出院体重及生后喂养状况，出院后喂养与饮食、睡眠、体格生长和行为发育、健康状况及日常生活能力等情况。具体包括以下内容。

全身检查、体格生长监测与评价

监测早产儿体重、身长（高）和头围，根据不同矫正年龄生长曲线图描绘生长速度与趋势，结合其出生胎龄、体重、喂养情况对生长发育进行综合评估。体格生长发育在纠正胎龄40周前，采用胎儿宫内生长曲线（Fenton生长曲线）；纠正胎龄40周后，采用WHO或中国儿童生长标准曲线。>28周者矫正至24月龄，<28周者矫正至36月龄，生长发育水平与实际年龄相符，则不需要矫正。

神经心理行为发育监测与评估

新生儿神经行为测定在纠正胎龄40周时进行。发育监测可疑或异常者,应采用标准化发育筛查量表进行测查。所有早产儿矫正年龄在 3、6、9、18 月龄及实际年龄 30 月龄时,采用标准化的发育筛查量表[如新生儿行为神经测定(neonatal behavioral neurological assess-ment, NBNA)、丹佛发育筛查测试(Denver develop-mental screening test, DDST)、婴儿运动能力测评(test of infant motor performance, TIMP)]进行测查,筛查结果可疑或异常者,采用诊断性量表[如 Gesell 发育诊断量表(Gesell developmental scales, GDS)、贝利婴儿发育量表(Bayley scales of infant development, BSID)、全身运动(general move-ments, GMs)评估]。在矫正年龄 18 月龄及实际年龄 30 月龄时进行语言、情绪、社会和适应性行为的标准化筛查(如 Bayley- Ⅲ 婴幼儿评估量表)。也可按照"0~6 岁儿童心理行为发育问题预警征象筛查表"进行发育监测筛查。

特殊检查

按照《中国早产儿视网膜病变筛查指南》《儿童眼及视力保健技术规范》对早产儿定期进行阶段性眼病筛查和视力检查,同时对先天性心脏病、髋关节发育不良、遗传代谢性疾病及其他早期发育异常等情况必须定期监测,必要时及时转至专科门诊进一步随访干预。

喂养咨询与指导

按照《早产、低出生体重儿出院后喂养建议》进行。①母乳喂养评估与指导:首选母乳喂养,持续喂养至少 6 月龄以上。②非强化营养指导:首选纯母乳喂养,注意补充多种维生素、钙、铁、锌等营养素,并合理指导乳母均衡膳食。不能母乳喂养或母乳不足时，及时补充早产儿配方奶。③强化营养指导：按矫正年龄的体重，适于胎龄儿＜第25百分位数、小于胎龄儿＜第10百分位数的所有早产儿，出院后均需继续采用强化母乳、早产儿院内或出院后配方奶粉喂养等方法强化营养。一般在矫正4~6月龄时参照《儿童喂养与营养指导技术规范》的食物转换及辅食添加指导。

营养素补充

（1）维生素A、D和钙、铁、锌补充：出院后继续补充维生素D 800~1 000U/d，出生3个月后减量为400U/d，直至2岁，补充量包括配方奶及母乳强化剂中的含量。同时注意酌情补充维生素A、钙和锌。

（2）铁剂补充：早产儿贫血者出院后持续补充铁剂2mg/（kg·d），根据情况可补充至矫正年龄12月龄。如果使用母乳强化剂、强化铁的配方奶或其他富含铁的食物，需酌情减少铁剂补充剂量。

护理与疾病预防指导

根据不同月龄指导家长给予早产儿科学的照护，进行适度保暖，加强喂养、护理，避免感染及各种常见疾病，提供适宜睡眠的环境等，同时根据《国家预防接种工作规范》进行预防接种。

早期发展促进指导

医院家庭相结合，指导早期发展促进。矫正1月龄内以发育支持性护理为主；矫正1月龄后，根据实际发育水平，适度给予视觉、听觉及触觉刺激，创造丰富的语言环境和主动的运动机会，多开展符合该年龄特点的游戏，鼓励早产儿和其他儿童同伴关系的建立及亲子间感情互动交流。但需注意，必须避免违背发育规律的一些过度干预。

16. 早产宝宝随访流程是什么，什么时候可以停止随访

随访的流程包括以下方面。

（1）回顾病史：医生先了解出生时情况（出生时体重、身长、头围、母亲的分娩方式、孕周等），预防接种情况，新生儿疾病筛查情况，喂养情况，其他异常情况，母亲产后恢复和健康情况等。

（2）体格检查：医生为宝宝进行全面的健康体检，包括：①观察一般情况，如新生儿在安静状况下的体温，每分钟呼吸次数，全身及面部、四肢末梢皮肤的颜色；②全身全面体检，心肺听诊。检查时应特别注意脐部有无分泌物或感染，颈部、腋下、腹股沟及会阴部等处有无皮肤糜烂、各部位有无畸形、各种神经反射及四肢活动等情况。

（3）发育评价和喂养指导：早产儿出院前由新生儿科医生进行喂养和生长评估，结合出生体重、胎龄及并发症对营养风险程度进行分类，并给予出院后喂养的初步建议。指导母乳喂养，介绍出院后短期内喂养方案及注意事项。还要结合宝宝的不同纠正年龄，进行相应的发育里程碑的神经心理行为发育评估量表检查，叮嘱宝爸宝妈回家继续进行早期抚触、按摩、被动操以及主动运动训练。

（4）特殊检查：如早产儿视网膜病（ROP）筛查及儿童眼病筛查和视力检查、听力筛查，以及其他必要的辅助检

查,给予护理、疾病预防及早期发展方面的促进指导,并对异常情况进行早期识别和处理。

（5）护理指导:指导家庭护理方法与技巧,紧急情况的处理,如呛奶、窒息、呼吸暂停等。

（6）随访计划:告知早产儿随访的重要性和相关内容,以及首次随访的时间及地点等。

从以上随访内容可知,随访对于早产儿非常必要。家长要遵循医生建议,按时进行定期随访。

体格生长及神经心理行为发育评价正常的早产儿,实际年龄满 24 月龄时可以结案,暂时不能结案者管理至 36 月龄时结案。结案后的早产儿可参加所住区域的社区卫生服务中心的正常儿童保健系统进行常规体检。

17. 宝宝出院后依然有脑积水,如何随访和照顾

早产儿由于出生过早,中枢神经系统发育不成熟,脑室周围血管床薄弱,易受各种理化因素影响,造成严重脑室周围-脑室内出血或因中枢神经系统感染等严重脑损伤出现梗阻性脑积水,严重者易造成周围脑实质损伤,远期神经系统后遗症发生率较高。近年来随着新生儿神经外科技术的不断发展,早产儿脑积水的治疗和远期神经发育预后的改善都得到很大改善。

如果出院时,医生告知早产儿仍然有脑积水问题,家长首先需要学会头围测量的方法,将软尺或卷尺放置在宝宝额头部位,使其紧贴头部,从宝宝一侧眉心开始,枕部沿枕

骨隆突绕头一周，读取测量值，记录头围的具体数值。胎龄40周新生儿的头围为33~34cm左右，用软卷尺每周测量一次，密切关注头围的增长速度，可以在头围发育的趋势图里标记出来，并按照医嘱带宝宝按时定期去医院检查，可能需要做头颅超声或磁共振等影像学检查，判断脑积水的发展趋势，必要时需要神经外科进行介入手术。由于脑积水的宝宝伴随脑白质损伤的风险较大，后续发生运动发育迟缓、姿势异常、肌张力异常的风险很高，父母要密切关注宝宝的神经发育情况，如是否会抬头、四肢肌张力是否异常、能否自行完成喝奶等，并在医生的指导下学会在家庭照护过程中的早期干预方法。

请家长务必牢记遵照医生医嘱，按时去医院随访评估，这是早产儿出院后健康管理中最重要的一环。

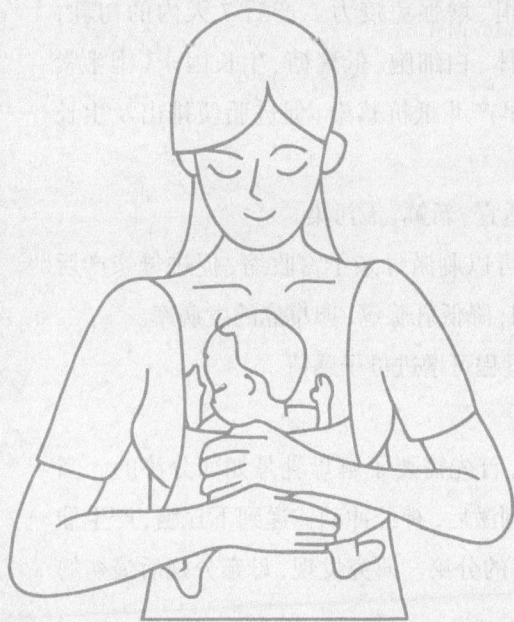

四、喂养篇

18. 新手妈妈如何科学催乳

人们常说，母乳是所有宝宝最好的食物或营养来源，尤其是对于刚出生的早产儿，更是有着至关重要的保护作用。然而，对于新手妈妈来说，如何科学催乳、科学喂养，就是一个让人头疼的问题了。下面让我们一起来聊聊这个话题。

提倡母乳喂养的原因

和奶粉喂养相比，母乳喂养有以下诸多不可比拟的优势，是最为理想的喂养方式。

（1）母乳中含有适合早产儿生长发育的蛋白质、脂肪、乳糖、维生素、矿物质及免疫成分，易消化吸收，能够提供能量、减轻肾脏负担、增强免疫力。产后 7 天内的初乳，更是含有丰富的抗体、白细胞、低聚糖、生长因子、维生素等物质，能够帮助早产儿抵抗感染、促进胎便排出及生长发育。

（2）母乳温度适宜、新鲜、无污染。

（3）母乳喂养可以刺激母亲子宫收缩，促进母亲产后恢复，推迟月经复潮，降低乳腺癌、卵巢癌的发病率。

（4）母乳喂养过程可增进母子感情。

科学催乳的方法

想要科学催乳，首先需要了解母乳是如何分泌的。当乳头受到宝宝吸吮刺激后，神经冲动传递到下丘脑，产生催乳素，从而促进乳汁的分泌。研究发现，母亲分娩后最初的数周内,对乳头的刺激越多,催乳素分泌越多,乳汁分泌量越大,在夜间表现更为明显。此外,母亲的情绪对催乳素的影响很大。因此,母乳喂养时需要认真做好以下工作。

(1)早接触、早吸吮:在分娩后 60 分钟内即开始进行乳头刺激,母婴皮肤接触,母亲怀抱婴儿,让宝宝吸吮乳头持续 1 小时以上。在母婴分离情况下,母亲需要通过手挤奶或吸奶器进行双侧乳房的按摩刺激,促进母乳分泌。

(2)频繁而有效的乳头刺激:在母亲身体允许的情况下,分娩后 6 小时内间断刺激乳头,每 3 小时 1 次,每侧 3~5 分钟,交替进行,每次持续 15~20 分钟,夜间也要进行。

(3)乳房按摩:涂抹乳房按摩凝胶或乳汁于乳头、乳晕,托住乳房,用大鱼际或小鱼际从乳房根部向乳头方向旋转按摩。

(4)吸奶前准备工作:舒适姿势,毛巾热敷乳房,用手按摩或轻拍乳房。

(5)保持愉悦放松的心情。

(6)如果是采用亲喂的哺乳方式,需保持正确的体位与含接姿势。可以采用侧卧式哺乳、摇篮式哺乳、平躺式哺乳等多种姿势,但需要注意保持宝宝的头与身体呈一条直线,使宝宝的身体贴近母亲,宝宝的脸贴近乳房,鼻子对着乳头,母亲须同时托住宝宝头部及臀部。开始哺乳前,可先用乳头触及宝宝嘴唇,使宝宝建立觅食反射,当宝宝嘴张到足够大时,将乳头和大部分乳晕置于宝宝口中,整个过程母亲能听到宝宝吞咽的声音,感受到慢而深的吸吮,且不会感到疼痛。如果哺乳过程中出现疼痛或吸吮异常，建议重新协助宝宝进行乳头含接。

母乳喂养对于母亲来说是一个甜蜜又艰辛的过程，但对于宝宝来说，既是口粮，又是抚慰和保障。母亲此刻的辛苦付出无疑会为宝宝未来的健康成长打下坚实的基础。

19. 早产儿"粮仓"的安全管理

如何能让早产儿茁壮成长是家长们最关心的问题。当早产儿在医院接受住院治疗时，家长的内心也充满了思念与担忧。此刻的家长应该了解，母乳是早产儿最珍贵的食物，父母身体力行能做的事情就是一起努力，积极准备母乳喂养。其中，宝宝"粮仓"的安全管理就是重中之重。

为了保证早产儿吃到的母乳是安全的，需要从采集、储存、运送几个方面来进行准备。

采集

（1）采集前的准备要注意以下四点：①清洁洗手；②温水清洁乳房；③清洁和消毒母乳采集所需要的相关设备，如吸奶器、奶瓶等；④按摩乳房，正确的乳房按摩方法是一只手托着乳房，另一只手的大鱼际或小鱼际从乳房根部向乳头方向旋转按摩，不断更换位置，按摩整个乳房。

（2）采集过程中注意以下四点：①使用专用的母乳储存袋；②收集母乳量不可超过容器容量的 3/4；③每 2~3 小时采集 1 次，晚上至少采集 1 次，每次 15 分钟（或直至没有乳汁流出）；④每次采集分开储存，根据喂养量选择每袋分装量进行储存。采集完毕后,要进行母乳标识,标识内容包括母乳采集的日期时间、本袋母乳的母乳量。

储存

如果采集后 24 小时内不使用,可以用两种方法存储。①先冷藏再冷冻:采集后的母乳应立即冷藏(2~4℃)保存,放在冰箱冷藏室最内侧,不能放在冰箱门处,冰箱中的母乳应与其他食物分隔放置,避免污染,按照采集时间顺序放置。容器在装满前,可以加入后续收集的母乳。冷藏母乳容器须在第一次收集后 24 小时内转到冷冻区(-20℃)。②立即冻存:收集后将容器直接放在冰箱里冷冻(≤-20℃)。不建议在冷冻母乳中加入后续收集的母乳,同时需防止反复开关冰箱门导致温度不稳定。

运送

如果宝宝还没有出院,父母需要根据宝宝的奶量情况,每隔几天需要把储存的母乳送到医院。运送过程中有几点建议:①保持母乳的冷链状态,转运温度保持在 4℃以下。②延长母乳冷链状态时间,使用清洁干毛巾填塞母乳容器间的空隙。③注意途中清洁状态,避免污染,运送者全程佩戴口罩。到病房后,与护士做好交接母乳登记注册记录。

20. 如何判断宝宝是不是吃饱了

世界卫生组织推荐母乳喂养婴儿到 2 岁。母乳中不仅含有蛋白质、脂肪和碳水化合物等宏量营养素和各种微量营养素,还含有生物活性细胞、生长因子和免疫保护物质,如母乳干细胞、母乳低聚糖、调节生长的各种激素等。因此,母乳喂养对宝宝的神经行为发育、免疫功能的建立、胃肠功能的成熟、预防呼吸道和消化道疾病、降低感染发病率等有积极的促进作用。世界卫生组织调查显示母乳喂养可降低婴幼儿死亡率,对婴幼儿健康带来的益处可持续至成年期,具有重要作用。

在哺乳过程中可根据以下几点判断宝宝是否吃饱:①观察宝宝的吞咽动作,宝宝吃奶时吸吮慢而深,可看到吞咽的动作,听到吞咽的声音;②每次喂奶时一侧乳房吃10~15分钟或一顿吃半小时左右,喂奶后母亲乳房由充盈胀满变松软;③宝宝吃饱后会自己吐出奶头,并有明显的满足感,不哭闹,精神反应好或安静入睡;④每次喂奶后宝宝睡眠时间2~3小时,每天体重增长约15~30g,或每月增长至少600g以上;⑤每天可以排尿6次以上,尿色清亮,颜色较淡,味道较轻;⑥每天黄软便1~3次。

如果宝宝满足以上几点,表明母乳吃好、吃饱了。家长应给宝宝定期做生长曲线的绘制监测,如果生长速率和指标符合标准,则意味着这一段时期的宝宝处于吃饱的状态,母乳喂养是合理的。

21. 纯母乳喂养的宝宝平时还需要喝水吗

纯母乳喂养的宝宝一般不用另外喝水。因为母乳除含有各种营养素外,87% 为水分,正常情况下母乳中的水分足够供应宝宝生长和代谢的需要,所以 6 个月以内的婴儿,如果采用纯母乳喂养,则不需要额外喝水。因为宝宝的消化功能尚不完善,胃容量较小,如果过早、过多地喂水,反而会影响他们对母乳的摄取,进而影响生长发育,此外还可能会增加他们心脏和肾脏的负担,甚至引起水中毒。因此,母乳喂养的婴儿平时不需要额外喝水。但特殊情况下,如疾病导致宝宝发热、腹泻、呕吐,造成身体丢失水分过多时,除了母乳喂养外,可根据情况适量补水;如果脱水严重,需要及时就医。

宝宝开始添加辅食后,身体对水的需求增加,母乳的含水量不能满足需求,这时可以适量喂水,但要注意喂水时间在两餐之间,以免影响宝宝的消化功能和对食物的摄取。家长需要根据宝宝的出汗、尿便排泄等情况适量喂水,不宜过多,以免人为地增加宝宝心脏和肾脏的负担。

22. 母乳不足时该做些什么

当母乳不足时,母亲首先要了解产后母乳不足的原因有哪些,然后找出原因,采取相应措施,尽可能促进乳汁分泌,保证宝宝能够吃到足量的母乳。

影响产后母乳分泌有以下原因。

（1）母亲休息不好:不论是顺产还是剖宫产,都消耗了母亲大量的体力,母亲平时带孩子的过程中休息和睡眠不足,也会影响乳汁分泌。

（2）宝宝吸吮次数太少:母乳喂养强调按需哺乳,其定义是指根据宝宝的需求随时可以喂养,没有时间和次数的限制。按需哺乳不仅可保证宝宝吃到足够的母乳,获得良好的生长发育,同时宝宝频繁的吸吮还可刺激母亲乳晕下的乳窦,促进母亲的脑垂体分泌催乳素,有助于产生更多的乳汁。

（3）母亲哺乳期营养摄入不当:一些母亲产后仅喝汤,蛋白质摄入不足,如果喝的汤较油腻,脂肪含量高,会导致乳汁中脂肪含量过多,造成乳腺管堵塞,乳汁分泌减少。此外,宝宝可能难以消化乳汁中过多的脂肪,引起腹泻等症状。

（4）哺乳姿势不对:正确的哺乳姿势是宝宝与妈妈胸贴胸,腹贴腹,宝宝张大口含住乳头及大部分的乳晕才能很好地吃奶。如果姿势不对,宝宝的嘴不能将乳头和大部分乳晕包裹住,不仅宝宝吸吮费力,吃不到奶,也容易让乳头受伤,发生皲裂。母亲因为乳头疼痛,加上宝宝吸吮不出乳汁,可能会使乳汁的分泌逐渐减少。

（5）母亲的自信心不足:产后由于疲劳,或休息不好,使一些母亲情绪低落,如果得不到家人的关心和鼓励,母亲对母乳喂养的自信心不足,母乳的产生可能会进一步减少。

因此,如果母亲奶量不足是与上述其中一些原因有关,可采取针对性的改进措施,改善乳汁的分泌,大部分母亲都能够保障宝宝吃到足够的母乳。此外,做好每日与宝宝的肌肤接触,也可以有效提高泌乳的质量,以及母乳亲喂的成功率。

极少数的母亲即使已经做出很大努力,但乳汁还是分泌不足,不能满足宝宝的需要,此时需要考虑添加配方奶补授喂养，每次喂奶时先吃母乳，再用奶瓶补喂部分配方奶。配方奶的选择需要在儿童保健医师或新生儿专科随访门诊的医师指导下，根据宝宝的生长监测和营养需求决定。

23. 早产儿的夜奶什么时候可以停

夜奶一般指晚上 10~11 点至次日早上 5~6 点期间给婴儿喂奶。6 个月以内的婴儿平均夜间会醒 2~3 次，这是他们睡眠发展的正常表现，与神经系统的逐渐发育成熟有关。这个阶段是婴儿体格生长最快的时期，加之他们所摄取的食物主要是乳汁，与固体食物相比，消化速度更快，因此，婴儿醒来后通常有吃奶的需求，以保障其获得足够的营养，满足生长需要。6 个月后的婴儿，随着辅食添加和神经系统的发育，夜醒的次数逐渐减少，平均夜醒 1~2 次，约半数婴儿在 6 个月后夜晚最长能够连续睡眠 5 小时以上，这个阶段可根据婴儿的睡眠及饥饿情况逐渐减少夜奶的次数。对于什么时候完全中断夜奶的时间不能一概而论，存在个体化差异，大部分婴儿在 9~10 个月可停掉夜奶。有研究表明，6~12 个月的婴儿夜醒次数要多于夜奶次数，因此，家长应尽量减少夜间对宝宝睡眠的打扰，如用纸尿裤减少换尿布次数、母婴同室不同床、婴儿睡觉的卧室不开电视等可减少夜醒和夜间喂奶。另外，对于宝宝是否需要喂夜奶，也要看宝宝是真的需要吃奶，还是只需要安抚。如果是后者，夜奶没有意义，还会影响宝宝和妈妈的睡眠。

相比于足月儿，早产儿的胃容量小，消化吸收能力比较弱，所以每次不能吃太多，宜少量多次喂奶，每天吃奶的频率要比足月宝宝多一些。每次的奶量和吃奶频率要根据宝宝的胎龄、体重以及耐受程度来决定。多数早产儿每天喂 8 次，个别较小胎龄或喂养不耐受的宝宝需要每天喂 10 次以上，这种情况是需要喂夜奶的。此外，足月儿有规律的睡眠 - 觉醒周期，而早产儿不同，他们每天睡眠的时间相对比较长，这也是神经系统发育逐渐成熟的过程。但如果宝宝睡的时间太长，也需要适时叫醒并喂奶，因为吃奶与睡眠一样都很重要，充足的奶量摄入对早产儿的早期生长是必需的。

通常在早产儿矫正 1~2 月龄之前，最长的喂奶间隔时间不要超过 3 个小时，夜里也是如此。随着早产儿月龄增长，各系统（如消化系统和神经系统）发育逐渐成熟，每次吃奶量增加，吃奶频率也可相应减少。此外，当昼夜节律和睡眠周期开始形成，夜间睡眠时间也会逐渐延长。对于大多数早产儿来说，矫正 4 月龄左右时，夜间睡眠可达到 5 小时左右，此时自然而然地不再需要吃夜奶了。由于生长激素的分泌在夜间达到峰值，因此在宝宝营养状况和体重增长正常的情况下，应适时减少夜奶，以保证充足的睡眠，这对于早产宝宝的追赶性生长是有益的。

24. 早产儿无法吸吮乳头实现亲喂怎么办

吸吮乳头吃奶看似是一个很简单的动作，却很有"技术"含量，需要宝宝能够协调好吸吮、呼吸、吞咽这三个动作,还要有一定的力量来保障这一系列动作的顺畅运行。早产儿在住院期间可能经历过管饲或奶瓶喂养,前者对"吃"这个动作没有要求,而后者对这三个动作的要求不高,可以通过应用更软更小的奶嘴、人为控制吃奶节奏等来帮助吃奶。一般能用奶瓶喂养的早产宝宝吸吮、呼吸、吞咽这三个动作基本已经协调了,但母乳亲喂时乳头含接的感觉可能与奶瓶喂养不同,吃奶也可能更累。早产儿需要不断提高吃奶"技术"以及增强体力、耐力,才能学会吸吮妈妈的乳头,实现母乳亲喂。在这一过程中,母亲要引导宝宝学会张大嘴含接整个乳头,用口唇包住大部分乳晕,可以先挤出少许母乳引导宝宝含接乳头。在宝宝吸吮时可以轻柔按摩乳房来减轻宝宝吸吮的负担,在奶流量较大时也可以用手轻轻捏住乳晕来控制流量,防止宝宝呛咳。初期转换母乳亲喂时要循序渐进,不要让宝宝太累,只要能正确地含接乳头,就可以让宝宝不断练习,可以亲喂一部分母乳,剩余母乳用奶瓶补充喂养,再逐渐延长亲喂的时间,直到宝宝可以适应独立完成一顿母乳亲喂的强度,然后逐渐增加母乳亲喂的次数,直到实现完全母乳亲喂。

在喂养的过程中,为促进早日实现母乳亲喂,肌肤接触尤为重要,早产儿回家后保证每天一定时间的肌肤接触可以有效提高母乳亲喂的成功率。

25. 母乳喂养的宝宝也会过敏吗

母乳是早产宝宝的天然食物,但是有些母乳喂养的宝宝也出现了肉眼血便、皮肤湿疹等问题，这是怎么回事？

有些早产儿在刚出生时，母亲还没有分泌乳汁，为了怕饿坏宝宝，就给宝宝喂了配方奶粉，从而埋下了发生食物过敏的伏笔。配方奶粉中含有来自牛奶的大分子整蛋白，可作为过敏原透过婴儿胃肠道黏膜进入血液循环中，刺激机体产生过敏反应。即使这些早产儿后续改为母乳喂养，当母亲摄入含牛奶蛋白的食物时，这些蛋白质被消化吸收后可通过血乳屏障，随母乳进入宝宝体内，并再次引发宝宝的免疫反应，出现食物过敏症状。有临床研究显示，当哺乳期女性一次摄入牛奶 240ml 后，其乳汁中可检查到牛奶中的 β 乳球蛋白，这是造成牛奶蛋白过敏的主要致敏原。

母乳中含有大量对早产宝宝有益的宏量营养素、微量营养素和免疫活性物质，能促进宝宝的生长发育和免疫健康，因此，母乳喂养的宝宝即使发生了食物过敏，也应尽量坚持继续母乳喂养。母亲可先适当回避可能引起宝宝过敏的食物，如牛奶、鸡蛋、坚果、鱼虾等，或最起码回避所有含牛奶蛋白的食物（如蛋糕、饼干等）至少 2 周，观察宝宝的过敏情况是否能够改善。绝大多数妈妈回避这些过敏性饮食后，宝宝的症状都会有所改善；如个别宝宝出现严重过敏症状（如严重湿疹、持续肉眼血便），需要在医生指导下暂停母乳，使用氨基酸配方奶粉或深度水解配方奶粉喂养。

26. **早产儿牛奶蛋白过敏有哪些表现，如何处理**

早产儿由于肠道功能不完善，肠道益生菌菌群的种类和数量不足，所以发生牛奶蛋白过敏的风险较高。但由于他们早期奶量摄入较少，免疫系统发育尚不完善，因此和足月儿相比，出现牛奶蛋白过敏症状的年龄相对较晚。主要症状为吐奶、腹胀、血便、腹泻等非特异性的消化系统表现，部分宝宝可能出现皮肤表现（例如特应性皮炎）、呼吸系统相关表现等发生率相对较低的症状。如果过敏持续不缓解，宝宝甚至会出现体重不增、营养不良等表现。

家长们发现上述症状时，应做以下处理。

（1）及时带宝宝去医院就诊，由医生判断并完善相关检查，如特异性 IgE 检测、皮肤点刺试验、斑贴试验、嗜酸性粒细胞计数等。对于高度怀疑牛奶蛋白过敏的宝宝，可以使用深度水解奶粉或氨基酸奶粉 2~6 周，观察症状有无明显好转，以此明确宝宝是否存在牛奶蛋白过敏。

（2）对于确诊的宝宝，如果不是纯母乳喂养，轻 - 中度过敏表现的宝宝可回避含有牛奶蛋白的食物 6 个月以上，并使用深度水解奶粉替代喂养；对于有严重过敏表现的宝宝则需回避牛奶蛋白食物 12~18 个月，并更换为氨基酸奶粉进行喂养。

（3）对于母乳喂养的宝宝，我们鼓励继续母乳喂养，这对于早产儿的发育十分重要。母亲会比较辛苦，需要严格忌口，回避动物奶（如牛奶、羊奶等）及所有奶制品（包括奶酪、黄油等），以防出现交叉过敏反应。如果完全回避上述过敏性食物 2 周后宝宝仍有症状，母亲还需要从食物中去除大豆、蛋类、鱼虾、坚果类。在此期间，可配合服用益生菌，帮助宝宝肠道菌群的完善及平衡，更快地获得免疫耐受。

对于牛奶蛋白过敏的宝宝而言,脱敏需要一个调整和耐受的过程,要逐步进行。大多数过敏的宝宝都预后良好,50% 的宝宝可在 1 岁以内逐步产生免疫耐受,多数在 3 岁以内都可完成免疫耐受,所以家长们可以把心态放平,陪着宝宝一起成长。

27. 早产宝宝发生乳糖不耐受怎么办

乳糖是一种存在于哺乳动物乳汁中的双糖,是婴儿期饮食中大部分碳水化合物的主要来源,为新生儿提供约 20% 的能量。

乳糖不耐受是因肠道乳糖酶数量不足或活性低下引起的乳糖吸收不良,导致出现消化道症状。早产儿由于尚未达到乳糖酶发育的最佳时期,乳糖酶活性低,对乳糖的消化吸收能力差,易出现乳糖不耐受。

美国儿科学会将乳糖不耐受分为 4 种类型:先天型、发育型、原发型和继发型,其中胎龄 <34 周的早产儿出现的乳糖酶不耐受症状属于发育型乳糖不耐受。

(1)早产儿乳糖不耐受的表现:早产儿乳糖不耐受的常见表现有腹胀、腹泻、排气增多、哭闹等,典型的粪便为黄色稀便,带泡沫及酸臭味。严重的乳糖不耐受会影响早产儿的生长发育。

(2)早产儿乳糖不耐受的处理方法:早产儿多属于发育型乳糖不耐受,此类型多为暂时性乳糖酶缺乏,随着日龄增长和肠道功能的发育,乳糖酶数量和活性都会逐渐完善。近期有研究显示,添加外源性乳糖酶能有效改善早产儿的乳糖不耐受症状。

对于部分配方奶喂养的早产儿,可选择低乳糖或无乳糖奶粉喂养。

继发型乳糖不耐受早产儿,主要是由于肠道疾病引起消化功能降低,导致肠黏膜损害、乳糖酶减少,病程取决于肠黏膜受损的严重程度和持续时间,若腹泻超过2周以上,可选择无乳糖或低乳糖奶粉喂养;若大便次数及性状整体处于恢复趋势,可等待自行好转。

还有一类罕见的先天性乳糖酶缺乏的宝宝,是由于基因突变导致先天性乳糖酶活性极低或缺乏,自出生起就会发生腹泻,需要使用无乳糖奶粉喂养,并终身避免含乳糖食物的摄入。

对于母乳喂养的早产儿,可以继续母乳喂养。有研究显示,虽然早产儿乳糖酶活性低,但可通过母乳喂养诱导乳糖酶的产生和活化,帮助宝宝更快地建立乳糖耐受。

28. 宝宝喝奶总是容易呛奶,安抚奶嘴可以帮助到他/她吗

对于家有早产儿的父母来说,照护宝宝是一件很费神的事情。即使给宝宝喂奶时已格外小心,也难以避免发生呛奶。此外,在喂养过程中还会遇到各种各样的问题,尤其是早产儿由于口腔功能发育不成熟而导致的喂养困难,使

家长们焦虑不安。早产儿为什么会出现呛奶？怎么才能避免呢？

胎儿 28 周出现口腔吞咽反射，开始吞咽少量羊水。34~36 周已经有稳定的吸吮与吞咽，36 周后吸吮与呼吸逐渐协调。矫正年龄 2 个月左右的婴儿吸吮动作已发育成熟，4 个月时吸吮与吞咽动作就已经能分开了，可随意吸吮和吞咽。

足月儿吸吮 10~30 次停顿 1 次，吸吮 - 吞咽 - 呼吸动作分别以 1:1:1 的方式进行，很少发生呛咳及吸吮停顿。部分从 NICU 出院的早产儿，纠正胎龄虽已超过 40 周，但在喂奶过程中仍会出现吸吮力度不够，吞咽时经常呛咳甚至乳汁吸入肺部，也可能出现异常的颌舌运动导致频繁吸吮停顿，都表明宝宝吸吮 - 吞咽 - 呼吸协调功能差。早产儿的非成熟吸吮模式常常表现为多次吸吮后才吞咽 1 次，无法一次吞进口腔内的奶量，连续吸吮 3~5 次还会中断休息，呼吸动作无法与吸吮 - 吞咽协调。如果发现宝宝吸吮 - 吞咽 - 呼吸不协调非常明显，就需要在喂奶前给予安抚奶嘴，进行吸吮 - 吞咽 - 呼吸协调性训练 1 分钟，然后再进行喂养。

在宝宝哭闹或睡觉时，给予吸吮安抚奶嘴，可以帮助宝宝安静一会儿。宝宝通过吸吮感受世界，使用安抚奶嘴可以满足非营养性吮吸，安抚情绪，并有助于颌骨、腭骨和嘴唇得到高度锻炼，帮宝宝养成闭口、用鼻呼吸的习惯。

由于每个早产儿的情况存在较大差异，家长最好依据医生的建议来决定是否使用安抚奶嘴。医生会通过仔细观察，鉴别宝宝呛奶的原因，如是否存在奶嘴奶孔太大、体位问题等不当喂奶方法，或存在支气管肺发育不良、胃食管反流、肺炎等基础疾病。在排除以上异常或病理情况后，可以适当使用安抚奶嘴来促进吸吮 - 吞咽 - 呼吸功能。但是，长期使用安抚奶嘴也会造成宝宝形成习惯甚至成瘾，因此不能仅依靠安抚奶嘴解决口腔发育问题。

目前促进口腔协调运动发育的方法包括口腔感觉刺激、口面肌群运动训练、舌肌运动训练、吞咽能力训练等，需要家长到早产儿随访门诊或康复机构进行学习和培训后，在家庭中日常帮助早产儿做口腔功能训练，照护人员一定要做好手卫生清洁，训练时动作力度适中、观察宝宝的状态及面色、并注意预防意外情况的发生等。如家长不能良好掌握训练方法，或有困惑与不解，可及时带宝宝到随访门诊接受专业人员的指导。持续的家庭康复促进过程需要家长具备足够的细心和耐心，才能确保干预的有效性和安全性。

29. 早产儿都需要使用母乳强化剂吗，添加强化剂后多久可以停

早产儿的胎龄和出生体重越小，越可能需要在母乳喂养的时候添加母乳强化剂。

通常情况下，如果早产儿在出院时还没有达到同胎龄同性别宝宝的体重、身高和头围指标的第 25 百分位，就需要在母乳喂养的时候添加母乳强化剂。标准化的强化母乳喂养是 20~25ml 母乳添加 0.9~1g 母乳强化剂，不同品牌的

母乳强化剂要求添加的剂量会略有不同，要根据品牌说明书来执行。医生根据宝宝的情况可能会给宝宝制定全量强化母乳喂养（标准化的强化母乳喂养）或半量强化母乳喂养（母乳强化剂的剂量为标准化强化的一半）计划，也可能是 1/3 强化母乳喂养（母乳强化剂的剂量为标准化强化的 1/3）方式。家长要根据医生的具体计划要求执行喂养方法。医生会要求家长定期带宝宝来医院随访检查，并根据宝宝体格增长的情况来决定是否改变或减少母乳强化剂应用的剂量。

当出生体重为适于胎龄的早产儿体格生长各项指标（体重、身长、头围）均达到纠正月龄的第 25~50 百分位，小于胎龄儿体格生长的各指标（体重、身长、头围）大于第 10 百分位，提示追赶生长良好，可逐渐减停强化营养。特别要注意避免体重 / 身长 > 第 90 百分位，以免造成肥胖问题。如果停用母乳强化剂后宝宝的体格指标仍然增长良好，就可以完全停用母乳强化剂，逐渐降低能量密度至 67kcal/100ml，首选母乳喂养，如母乳喂养不足可补充普通配方奶粉，在转乳期间需监测生长情况，必要时做血清营养代谢指标检查。

30. 婴儿奶粉为什么要分段，如何为宝宝选择适合阶段的奶粉

不同生长时期的宝宝，对于营养的需求会有所不同，在奶粉成分的添加上侧重也就不同。根据国家对奶粉配方注册管理办法的要求，将配方奶粉分为以下几段：1 段奶粉适

合 0~6 个月的宝宝；2 段奶粉适合 6~12 个月的宝宝；3 段奶粉适合 1~3 岁宝宝；4 段奶粉适合 3~6 岁的宝宝。

1 段奶粉是专门针对 0~6 个月宝宝设计的，既要适合小宝宝快速生长发育的需求，又要适应未发育完善的消化能力，所以在营养成分上，蛋白质和钙低、脂肪和能量高，易吸收，味道也比较淡。2 段奶粉是针对 6~12 个月的宝宝设计的，脂肪能量适量降低，碳水化合物和蛋白质有所增加，并强化了微量元素和矿物质的含量。

有些父母觉得 1 段奶粉有营养，0~6 个月的宝宝都能喝，大宝宝喝了肯定更好。其实由于不同阶段宝宝的营养需求不同，奶粉的营养成分也随之不同，如果宝宝发育一切正常，建议最好选择与宝宝月龄相符段位的奶粉。如果 6 月龄以上宝宝的体格生长不理想，也可以继续喝 1 段奶粉，但辅食一定要按时正常添加。

因此，父母需要结合早产儿的矫正年龄的生长发育曲线，合理选择配方奶粉。矫正年龄 1 岁前正是早产儿追赶生长的关键期，如果生长发育曲线不理想，体重、身长或头围未达到矫正同年龄同性别婴儿的第 25 百分位，可以使用强化母乳喂养或早产儿出院后配方奶粉喂养，在完成追赶生长，体格指标达标后，再换成相应的 1 段或 2 段奶粉喂养，换奶粉后还要密切关注宝宝的生长趋势，直到生长指标稳定达标。

31. 早产儿奶粉吃到什么时候才能换成普通奶粉

早产儿奶粉有两种，早产儿院内配方奶和早产儿出院后配方奶。早产儿院内配方一般在宝宝住院期间使用,这种配方奶的能量密度达 80 kcal/100 ml,其中的蛋白质、矿物质、维生素、微量元素等都根据早产儿的生理需要进行了强化,可以满足早产儿在出生后早期的生长需求,适合胎龄 <34 周、出生体重不足 1 800g 的早产儿。早产儿出院后配方奶一般用于出生体重 1 800g 以上或小胎龄早产儿在出院后使用,其提供的能量和营养成分介于早产配方奶和普通婴儿配方奶之间,能量密度为 73kcal/100 ml。临床研究证明,出院后使用这种配方奶的早产儿与用普通婴儿配方奶的早产儿相比,可以更快地达到追赶性生长的目标,骨骼发育也更加强壮。

很多父母都非常关心早产儿配方奶应该吃多久的问题。由于早产儿个体差异较大,父母一定要在医生的指导下,根据出院后定期随访中的体格生长和营养状况进行判断和调整。最好在宝宝体重、身长和头围达到矫正同月龄的第 25~50 百分位后再逐渐停止强化营养,也就是转换成普通婴儿配方奶。在宝宝转换过渡阶段,应采取循序渐进的方式。如每天喂 8 次奶,先加 1 次新配方,其余 7 次为老配方。观察 2~3 天能适应的话,再增加为 2 次新配方,其余 6 次为老配方……直至完全更换为新配方。在转换过程中,有的宝宝会出现不习惯口味或不耐受等情况,但慢慢总会适应过来,父母不要着急。转换过程根据宝宝的具体情况大约需要半个月至 1 个月的时间。

32. **宝宝喝奶时头和手经常会抖，是异常吗**

宝宝有时候会出现头部、面部、下颌或四肢抖动，多数情况是正常现象，主要由于婴儿中枢神经系统发育尚不完善，对全身肌肉的控制能力较弱，从而出现身体抖动的现象，尤其在浅睡眠状态下较为常见。随着婴儿年龄的增长，抖动现象会逐渐减少和消失。此外，当婴儿受到惊吓或处于低温环境中时，也可能出现抖动症状，这些也都属于正常生理现象。尤其当宝宝身体周围没有可依附物时更容易出现。家长用双手放在宝宝发生抖动的肢体上稍加束缚和安抚，宝宝的抖动就可以停止。如吃奶时以一个舒服、安全的姿势怀抱宝宝，让其四肢（特别是下肢）有所依靠，就可以减少抖动的发生；发生抖动时可以轻拍、轻抚使宝宝安静。如果轻拍、轻抚甚至用手按压都不能停止宝宝的抖动，那就需要到医院就诊，除外神经系统疾病。

如果婴儿抖动持续存在或加重，可能由一些病理因素导致，如维生素 D 缺乏造成低钙血症、高热惊厥、癫痫发作等。低钙血症易使大脑皮层兴奋性增高，从而引发抖动。高热惊厥则可能由感染性疾病引起，体温过高时出现四肢抽搐等症状。癫痫发作时，婴儿可能出现阵发性四肢强直阵挛类似颤抖的现象，部分患儿还会伴有其他症状，如喉咙发出怪声、两眼发直等。

因此，当发现婴儿抖动时，家长应密切观察婴儿的状态，如抖动频率、持续时间以及是否伴随其他症状，通过抚触按压抖动肢体观察能否终止抖动发作；如果抖动症状持续存在或加重，建议及时就医进行诊断和治疗。

33. 早产儿每天需要补哪些营养素，剂量大概是多少

由于早产儿尚未完全发育成熟，对营养素的需求较为特殊，需要根据其具体胎龄、日/月龄、体重、健康状况以及喂养方式等因素来综合考虑，不能一概而论。以下是早产儿常规需要补充的营养素以及剂量建议。

维生素D

维生素 D 可以促进肠道对钙的吸收，有助于宝宝骨骼和牙齿的发育。家长平时经常说的"缺钙"佝偻病，其实主要是缺乏维生素 D 造成的。足月儿在 1 岁以内，无论是母乳喂养还是配方奶喂养，每天都需要补充维生素 D 400 IU（国际单位），1 岁后还要增加到 800IU。对于早产儿，生后数天内就要开始每天补充维生素 D 800~1 000 IU，满 3 个月后减量至 400 IU/d，部分胎龄过小的早产儿，需要根据出院后随诊的情况和化验检查结果，遵医嘱个体化调整剂量，降低代谢性骨病及佝偻病的发生风险。

维生素A

维生素 A 在维持宝宝的视力、促进生长发育和免疫功能等方面有显著作用。我国的婴幼儿维生素 A 摄入量普遍不足。维生素 A 与维生素 D 在体内有相互促进吸收及增加效力的功能，故早产儿可以选择维生素 A 和维生素 D 同服。

因维生素 A 和维生素 D 的中毒剂量与平时预防性口服

剂量相差甚远,故家长大可不必为每天的剂量是否过大而焦虑烦恼。

钙

钙是一种重要的常量元素,是构成骨骼和牙齿的主要成分。同时,钙也是一种凝血因子,并可降低神经肌肉的兴奋性。一般来说,1 岁以内的宝宝每天的钙需要量基本恒定,在 350~400mg 左右。目前的配方奶中均含有足量的钙供宝宝生长,而母乳喂养的母亲只要合理补钙,奶量充足,也可以提供宝宝生长发育所需的钙。所以无论是母乳还是配方奶喂养,大部分的宝宝在 1 岁前都不需要额外补钙。如随诊发现宝宝存在可能导致缺钙的喂养史或缺钙症状,可遵医嘱酌情补钙,并选用适合个体的钙剂类型,避免便秘等副作用的发生。

铁

铁元素缺乏可以导致缺铁性贫血,除生长发育缓慢、免疫力降低外,还会影响宝宝的神经系统发育,造成智力发育障碍。部分早产儿在住院期间患有不同程度的缺铁性贫血,出院后需坚持补铁治疗,剂量须谨遵医嘱。对大部分出院时尚无贫血发生的早产儿,因其储存铁不足,生后追赶性生长对铁的需求量增加,也必须继续补充铁剂。因母乳中含铁量极少,故纯母乳喂养的早产儿应在生后 2 周～矫正月龄 12 个月期间,每天保证摄入元素铁 2mg/kg,每天总摄入量最多 15mg。在使用母乳强化剂、强化铁的配方奶及其他富含铁的食物时,应酌情减少额外补充铁剂的剂量。

锌

锌是人体必需的微量元素，可以促进味觉发育，并与宝宝的智力和生长发育密切相关。在母亲膳食均衡，母乳或配方奶喂养量充足，按时添加辅食，均衡饮食的前提下，宝宝较少发生锌缺乏。但在严重湿疹脱屑、慢性腹泻等情况下，宝宝可能会丢失锌元素过多，此时可以酌情适量补充，6个月以内每天补充元素锌 10mg，6个月之后每天补充元素锌 20mg。

DHA

适量补充 DHA 可促进早产儿大脑和视觉系统发育，欧洲儿科胃肠病学、肝病学和营养学学会（ESPGHAN）2022年推荐早产儿每日需摄入 DHA 30~65mg/kg，一般建议早产儿出院后可经食物摄入补充 DHA。如果母乳喂养的母亲日常均衡饮食，适量摄入深海鱼类产品或者母亲补充 DHA 制剂，宝宝不需要再额外补充；对于使用配方奶喂养的宝宝，可考虑选择已添加 DHA 的适合宝宝的奶粉，也不需要额外补充 DHA；生后 6 个月添加辅食后，宝宝可以通过动物性食物尤其是鱼类摄入 DHA，满足身体需求。如果宝宝存在食物过敏等情况，鱼类食物摄入受限，不得已需额外添加 DHA 时，建议按照中国营养学会发布的《中国孕产妇及婴幼儿补充 DHA 的专家共识》进行补充：0~3 岁的婴幼儿每天 DHA 的适宜摄入量是 100mg。家长选购时，建议选择每粒至少含有 100mg 纯 DHA 的补充剂。

以上所提到的营养素的每日需要量，都是指每天膳食＋额外营养制剂摄入的总和。维生素 D 的每日需要量还应包括皮肤通过日照所合成的部分。而对于额外补充的营养素，可以在正规医院、母婴门店或线上旗舰店选购药品制剂，非药品类则主要从后两条途径获取。建议早产儿的父母在选购营养补充剂时要先仔细阅读说明书，在喂哺前熟练换算营养素的口服剂量并认真核对，避免补充剂量不足或过量。

34. **早产儿什么时候开始添加辅食，添加方法与足月儿有区别吗**

出生胎龄不同的早产儿引入辅食的时间有所不同，应根据宝宝吃奶和生长的情况而定。一般不宜早于矫正月龄4个月，不迟于矫正月龄6个月。过早加辅食会影响奶量或导致消化不良；过晚添加辅食则错过了宝宝味觉的敏感期，影响对各种食物的接受程度，从而造成多种营养素的摄入不足和进食困难，影响宝宝的生长。

因此，在这个时间段内，添加辅食的时机取决于宝宝是否具备吃饭的能力和意愿，可从以下几个方面来判断：①宝宝可以较稳地坐在家长怀中；②有想吃饭的欲望，看见别人吃饭会流口水；③把食物送到嘴边时会张开嘴。如果具备以上条件，在宝宝奶量摄入充足的情况下，就可以尝试添加辅食了。

早产儿添加辅食和足月儿一样，要遵循从少到多、从稀到稠、从细到粗、从一种到多种循序渐进的原则。最初给宝宝添加的辅食应为富含铁的泥糊状食物，包括强化铁的婴儿米粉、肉泥和肝泥等。刚开始添加时,量不用多,给宝宝吃三四口就可以了。食物要逐一添加,不要同时添加两样。尝试一种新的食物要观察 2~3 天,如果宝宝没有异常反应,无呕吐,排便正常,身上没有红疹,则可以添加第二种新食物。要及时引入多样化食物,重视动物性食物的添加,不盲目回避易过敏的食物。

我们要提醒家长的是,最初给早产儿添加辅食的时候,不要减少奶量,否则会导致宝宝营养摄入不足,影响生长。随着宝宝月龄增长,饭量会逐渐增大,添加辅食的次数也从一、两次到一日三餐,这时奶量自然就减少了。

35. 宝宝 1 岁了还在吃糊状食物,这样会有危害吗

很多家长担心宝宝没有牙齿或牙齿还没有长齐,吃固态食物难以吞咽,或者消化不了,就一直给宝宝吃泥糊状食物。其实这样并不利于宝宝的发育。长期吃泥糊状食物,相当于剥夺了宝宝对食物的机械消化吸收能力,包括牙齿咀嚼、胃肠道肌肉蠕动等充分碾碎食物的过程。宝宝所有的生存功能需要逐渐建立和完善,本着用进废退的规律,千万不能由于家长的爱心使然,剥夺了宝宝的自我能力建设,反而可能造成消化道功能发育延缓,对各种营养素的消化吸收不良引发胃肠道疾病和营养素缺乏。

宝宝的牙齿即使没有萌出,牙床已经具有一定的咀嚼能力,通过咀嚼练习过程有利于牙齿萌出。如果长期让宝宝吃糊状食物,会影响出牙,错过应该进食固体食物的时

间,给下一步的食物接触和消化吸收带来困难,长此以往,会影响宝宝的生长发育。长期吃泥糊状食物,宝宝的牙齿得不到锻炼,到了长恒牙的年龄时,乳牙迟迟不掉,也会影响牙齿的正常发育。

摄入的固体食物需要经过口腔、食管和胃肠道的协同运动,慢慢变成乳糜状颗粒,让食物变得更小,能够更充分与各种消化酶及消化液充分混合,有利于各种营养素的消化和吸收,这个消化过程需要一定的时间。如果长期摄入泥糊状食物,消化时间就会缩短,长此以往,身体会自行降低各种消化酶和消化液的分泌和释放,一旦改为固体食物,反而造成消化吸收不良,造成消化功能紊乱性疾病。因此,一定要引导好宝宝养成良好的咀嚼习惯。按时添加辅食,辅食从稀到稠、从细到粗,从一种到多种,最终过渡到正常的固态食物。

36. 宝宝为什么不爱吃辅食

一直以来,宝宝不愿意吃辅食都是家长提问率较高的话题,父母可以根据自家宝宝的情况回顾和分析以下原因。

喂养行为

从添加辅食开始,我们首先要明确,吃饭的主动权要逐渐交还给宝宝了,如果以前是"填鸭式喂养",从现在开始要做出改变,并且全家人的喂养行为要统一。

顺应喂养是在顺应养育的模式框架下发展起来的婴幼儿喂养模式。家长负责准备安全、有营养的食物,并根据宝宝的需要及时提供；创造良好的进餐环境，营造安静、愉悦的氛围，准备合适的餐椅，避免电视、手机、玩具等对宝宝注意力的干扰；具体吃什么、吃多少，全权交给宝宝自主决定；进餐时间控制在 15~20 分钟，这是宝宝能够集中注意力的时间。

家长要学会及时回应宝宝发出的饥饿或饱足的信号。当宝宝看到食物表现兴奋、小勺靠近时张嘴、舔吮甚至抢夺食物时说明宝宝饿了；当宝宝进餐时转头、紧闭小嘴甚至吐出食物时说明已经吃饱了。杜绝每餐定任务、定目标，强制宝宝必须吃完所有的食物。家长要明白，每个人每餐的进食量是不同的，这一餐不饿吃得少，下一餐饿了吃得多都是正常的。家长要允许宝宝在准备好的食物中挑选自己喜爱的食物。对于宝宝不喜欢的食物，可以反复提供并鼓励尝试。要注意，家长对食物和进食应保持中立态度，不能以食物和进食作为惩罚和奖励。

家长要允许并鼓励宝宝尝试自己进食，尽早准备手指食物，鼓励宝宝在良好的互动中学习自主进食，增强其对食物和进食的注意与兴趣。在这个过程中，家长的进食行为和态度是孩子模仿的榜样，家长不仅需要注意自身良好的进食行为和习惯，还要在辅食添加初期，和宝宝一起吃，夸张演示，让宝宝逐渐学会咀嚼和吞咽等一系列进食行为。

喂养方法

有研究发现，出生 4~6 个月的婴儿对不同口味食物的接受度最高，而 6~12 个月的婴儿对不同质地食物的接受度最高，如果婴儿 10 月龄前未尝试过"块状"食物，喂养困难的风险将增加。所以适时添加与孩子发育水平相适应的不同口味、不同质地和不同种类的食物，可促进孩子味觉、嗅觉、触觉等感知觉发育，同时锻炼口腔运动能力，包括舌头的活动、啃咬、咀嚼、吞咽等，有助于孩子神经、心理以及语言能力的发展。

刚开始添加辅食时，可选择强化铁的婴儿米粉，用温水冲调为泥糊状（能用小勺舀起不会很快滴落）。如果宝宝接受度不好，可以用母乳或者配方奶来冲调糊状食物。

宝宝刚开始学习使用小勺进食时，由于进食技能不足，只会舔吮，甚至将食物推出、吐出都是正常的，家长要有耐心，让宝宝慢慢练习。据研究，婴儿需要尝试 7~8 次后才能接受一种新的食物，而幼儿需要尝试 10~14 次才能接受新的食物。所以当宝宝对食物表现出不接受时，家长千万不要气馁，要持续鼓励宝宝尝试各种不同口味和质地的蔬菜水果，提供与其年龄和发育水平相适应的不同形状的辅食，既可以刺激宝宝口腔运动技能的发育（包括舌头的灵活运动、啃咬、咀嚼、吞咽等），又有利于宝宝乳牙的萌出，同时培养宝宝的自主意识，促进精细运动、手眼协调能力的发育。

当宝宝出现不吃辅食的情况时，家长一定要细心分析，不断尝试，耐心鼓励，变化辅食花样品种，不轻言放弃，不要无心造成宝宝偏食挑食的习惯。必要时请专业医生分析判断。

37. SGA 宝宝只喝母乳可以吗，怎样喂可以长得更快

我们常常听到 SGA 这个称呼，也有家长问出生体重低

于多少就叫 SGA。其实，对于不同胎龄出生的孩子来说，SGA 的指标不是统一的，SGA（small for gestational age）是指小于胎龄儿，出生体重低于同胎龄同性别婴儿平均出生体重的第 10 百分位以下的婴儿就属于 SGA 的范畴了。很多家长也经常把 SGA 的孩子称为"小样儿"，足月 SGA 的宝宝通常会被称作"足月小样儿"。SGA 宝宝的家长们总是担心孩子出生体重低，会影响脑发育，也会影响未来的身高和体重，因此，如何喂养 SGA 宝宝是家长们十分关注的问题。

出生后前 1~2 年是追赶性生长的关键时期，因为此阶段获得的生长主要是无脂肪体重生长和长骨的线性生长，简单来说就是长肌肉和骨骼的阶段。这个阶段之后，过多的能量摄入将被转换为脂肪组织，一旦脂肪堆积过多，孩子长大后发生代谢综合征（比如家长们熟知的高血压、高血脂、高血糖等）的风险将会大大增加，也会面临着更多的减肥任务。所以，家长们要抓住 2 岁以内的黄金期，帮助宝宝更好地实现追赶生长。

母乳是妈妈送给宝宝最好的礼物，对 SGA 来说，母乳有着更加重要的作用，其能量密度和蛋白质含量相对较低，不会造成宝宝的生长速率过快，有利于对抗长期肥胖及相关的心血管疾病风险。此外，SGA 宝宝容易出现喂养不耐受的情况，而母乳通常更容易被接受和消化，所以应尽量让宝宝吃到母乳。早产儿住院期间可以将母乳用吸奶器吸出来送到医院，在母婴分离的时候就让宝宝吃上珍贵的母乳，出院后可以继续采用亲喂或瓶喂的方式进行母乳喂养。

对于是否需要添加母乳强化剂的问题,需要根据医生的建议给予个体化评估,如出生体重<1 800g,尚未完成追赶生长的 SGA,出院后早期生长落后等情况,需要在母乳的基础上添加母乳强化剂以满足生长发育的需要。当然,我们需要的是"适当的"追赶生长,而不是快速地"加速生长"。SGA 宝宝们在胎儿时期已经习惯于宫内限制的营养供给,出生后相对丰富的营养可能诱导过度的追赶生长,反而不利于长大后的健康状况。为了避免过度追赶,对使用母乳强化剂的 SGA 宝宝不用追求完全实现追赶生长再停用,当体重、身长及头围位于同性别同龄儿第 10 百分位时,就可以逐渐停用母乳强化剂了。

38. SGA 宝宝矫正 6 个月了,体重、身长还是没有追上来,家长该怎么办

SGA 宝宝矫正 6 月龄,处于实现追赶生长的黄金期,如果体重、身长还没追上来,应该继续追赶,可以通过以下步骤来完成。

第一步:根据生长曲线确定目前的体重、身长及头围所处的百分位。家长们要注意的是,早产儿一定要用矫正月龄来评估,如果错误地用实际月龄去对照生长曲线标准,只能徒增烦恼。前文中提到,为了避免过度追赶引发的不良后果,SGA 宝宝的追赶目标达到同性别同龄儿第 10 百分位即可。如果体重、身长和头围已经达到第 10 百分位,家长们就可以暂时松一口气,对于之前使用母乳强化剂的宝宝

可以逐渐停用母乳强化剂,而对于之前使用早产儿出院后配方奶喂养的宝宝可逐渐过渡为普通配方奶,并根据宝宝的年龄和状态准备添加辅食。但如果宝宝体格增长的追赶还是没能达到第10百分位的话,就需要进入第二步。

第二步:排查体重、身高增长不佳的原因。如果宝宝前不久或者正在生病(如患急性感染、刚刚经历手术、反复呕吐腹泻、患有代谢性疾病或严重贫血等),也会出现生长发育迟缓的现象,建议家长带宝宝去看医生,一般解除病因后,体格发育情况也会有明显改善。如果解除这些特殊病因后,体重增长依然不理想,家长们需要进入第三步。

第三步:保证喂养量,强化喂养。如果为母乳喂养,可以添加母乳强化剂;如果为配方奶喂养,可以选择早产儿出院后配方奶。如果没有特殊需要限制液体量的疾病,宝宝的喂养量应至少达到每天每千克体重150ml以上,举个例子,宝宝体重5kg,那么24小时总的喂养量应至少为$150 \times 5 = 750$ml,如果每天喂养7次,那么每次的喂养量应至少为$750 \div 7 \approx 107$ml。同时也可以根据宝宝的状态开始计划添加辅食。

第四步:定期监测体重、身长和头围,根据生长曲线不断进行再评估,如果发现体重增长的趋势仍然不理想,建议及时找医生寻求帮助。

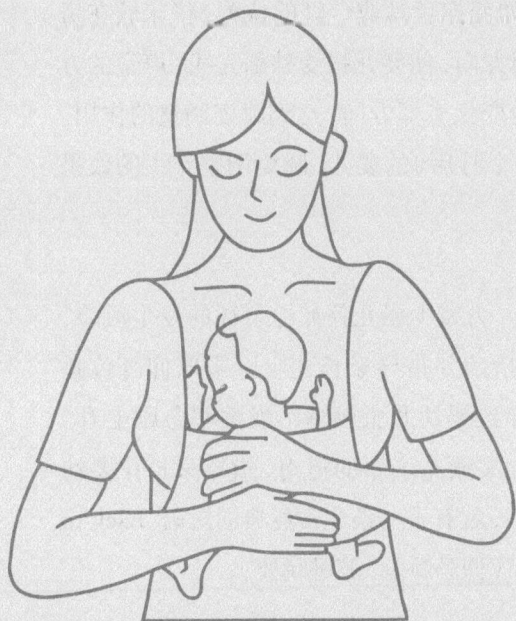

五、护理篇

39. 宝宝头型有点偏斜，应该如何纠正

早产儿由于头颅骨发育尚不完善，骨质柔软，容易因固定睡姿造成头型偏斜。纠正方法包括睡姿调整、俯卧玩耍、佩戴头盔治疗和手术治疗等多种措施。

睡姿调整

对于小月龄的婴儿，在其运动机能较弱时，进行睡姿调整可有效预防和矫形畸形。睡姿调整的目的是变化婴儿头部受力的位置和方向，从而避免局部持续受力导致畸形，同时促进婴儿的均衡发育。美国克利夫兰医学中心的专家建议：婴儿睡觉时要经常改变头部着力点的方向，可以一个晚上左侧、一个晚上右侧。另外，还可以变更外部环境诱导婴儿睡姿的变化。比如变换玩具或台灯的位置，将床放在房间的不同位置、不同方向，使婴儿接受外部光线、声音的方向不同，进而自然地变化头部方向，达到睡姿调整的作用。但对于月龄大（3~4 个月后）的婴儿，睡姿调整作用的效果不再明显。

俯卧玩耍

自 1992 年以来，为减少婴儿猝死综合征的发生风险，美国儿科学会颁布指南并指导家长让宝宝采取仰卧位睡姿，但这一行为也导致婴幼儿头颅畸形发病率急剧上升。之后，美国儿科学会又颁布了新的指南，指导家长让婴幼儿进行俯卧玩耍训练，就有了一条非常经典的短语 "back to sleep，tummy to play"（仰卧睡觉，俯卧玩耍）。

"tummy to play"指的是在宝宝白天醒着的时候,尽量采取俯卧姿势,在家长的陪伴下进行有目的的俯卧玩耍训练。俯卧玩耍时可以让宝宝趴着,将肚子贴在床、垫子、地毯、父母胸前、大人手臂等安全的地方,然后让宝宝练习抬头、再逐渐抬起上身,进行俯卧玩耍和互动,开始得越早越好。刚出生的宝宝无法靠自己的腹部、背部、胳膊支撑身体,家长可以给予适当的帮助,比如让宝宝趴在自己胸前、手臂上。等宝宝能够靠自己的力量支撑起头部时,家长就要训练宝宝开始俯卧活动。在进行俯卧玩耍训练时,应多与宝宝互动,促进其抬头并朝四周张望,避免长时间保持一个姿势和低头。家长除了和宝宝说话、陪宝宝趴在地上、做游戏之外,也可以利用一些玩具来激发宝宝的兴趣,比如将玩具摆放在宝宝身前一段距离,让宝宝尝试自己抓取。换尿布时,家长也可以让宝宝趴着。当然,这一切都是基于宝宝安全且愉悦的情形之下。要避免因为趴着导致的不适,比如刚吃完奶后,需要休息一段时间才能进行俯卧玩耍,以避免发生吐奶。换完尿布后是进行俯卧玩耍的最佳时机。

俯卧玩耍时,可使宝宝的颅骨在没有任何外力作用下自然生长,避免长时间仰卧导致后颅单侧或双侧扁平,可有效减少头颅畸形的发生率,塑造完美头型,这是俯卧玩耍最重要的目的。除此之外,俯卧玩耍还能够锻炼宝宝的颈部、胸背部、手臂的肌肉,促进脊椎发育,为后续的翻身、独自坐立、爬行打下基础。根据2020年发表在美国儿科学杂志上的研究,俯卧玩耍能改善婴儿的心血管健康和体重指数(BMI)。如果俯卧玩耍的时间不足,将会延迟抬头、翻身、坐立等生长发育过程。

俯卧玩耍进行的时间可长可短，单次时间不需要太长，但每天可做多次。在宝宝 1~2 月龄时，每次 1~2 分钟即可，每天进行几次。随着宝宝长大，颈部、胸背部肌肉更有力量，每次进行的时长和每天进行的次数逐步增加。当然，一切都应视宝宝的情绪和状态而进行。在进行俯卧玩耍时，如果宝宝哭闹，应当立即停止。当然也不要轻易放弃，要多鼓励宝宝坚持进行。俯卧玩耍毕竟是一种锻炼，刚开始宝宝通常并不喜欢。但随着不断地训练，宝宝也会逐渐适应这种玩耍方式，并且随着肌肉力量增强，抬头、转动等动作也更为自如。最重要的一点是：千万不能让宝宝单独一人进行俯卧玩耍。

对于头型偏斜不严重的宝宝，可以通过上述措施纠正，如果纠正效果不佳或头型偏斜严重，建议用矫形头盔进行矫正，在 8~10 个月前进行矫治效果较好。

40. 宝宝需要使用定型枕吗

1 岁以内的宝宝颈部曲度还未发育完善，不需要使用枕头。尤其是 6 个月以前宝宝的头骨较软，加上出生时产道挤压因素的影响，容易发生头颅外形改变。

如果宝宝习惯性向一侧睡觉，长时间单侧受压，可能出现"睡偏头"的问题，但不会影响大脑发育，家长不用过分担心。只是头型偏斜确实会影响宝宝的头型美观，会对追求完美宝宝的家长造成心理影响。建议父母放松心情，平时让宝宝多变化睡姿,平躺、左、右侧躺交替进行。比如一天中,宝宝可能会睡好几觉,可以让宝宝第一觉先平躺睡,第二觉再侧躺睡,晚上可以在宝宝吃夜奶时趁机翻个身,这样就能确保每个方向都能睡到了。家长也可以让宝宝熟睡时采取仰卧位睡姿,清醒时在家长监护下尽可能采取俯卧位,减少对枕部的压迫,有利于头型长得圆润,且对宝宝的大运动、认知能力发育都有帮助。

宝宝3个月后如果头型不对称,可以考虑使用定型枕,枕头高度一般为1cm,尽可能选择硬度能起到支撑作用的定型枕。但目前还缺乏研究证据证实定型枕能帮助矫正头型问题。

41. 一哭就抱,会把宝宝惯坏吗

对于1岁前的宝宝,哭是向世界表达自己的唯一方式。当宝宝有需求时,最直接的表达方式就是哭。很多家长之所以担心宝宝会被惯坏,是害怕宝宝用哭闹的方式来"控制"家长。

要了解宝宝会不会被惯坏,得先弄清楚宝宝哭闹的原因。

1岁前宝宝哭闹多是生理需求,如困了、饿了、冷热变化、大小便后不舒服等;还有一些病理原因,如肠绞痛等。这些都是宝宝常见的基本需求。

另外,宝宝天生有情感需求,有时单纯想要抱抱,想要和家人互动;当孤单、害怕时,渴望获得安全感,也会用哭来表达情感。尤其是早产儿，更要接受每天的袋鼠抱，对他们的生长发育至关重要。

几个月大的婴儿不会莫名其妙地哭闹，更不会用"假哭"来"控制"家长。因为1岁前的宝宝自我意识尚未形成，还不具备理解因果关系的能力，哭是传达需求的方式，是一种本能需求。

1岁前尤其是几个月的婴儿哭闹时，家长们若能及时回应，宝宝会对外界建立安全感和信任感，能感受到自己是被爱的、外界是安全的。通过与家人建立上述"积极链接"，对宝宝的人格发展至关重要。当宝宝哭闹时，父母千万不要冷处理，甚至大声责骂、吓唬宝宝，或者希望通过某种刻板方式训练宝宝变得乖巧、好带，这显然违背儿童发育规律，对宝宝的心理健康极为不利。

因此，当宝宝哭闹时，家长应及时给予关注，不必纠结宝宝会不会被惯坏。家长在满足宝宝需求时，也是和宝宝的一种互动交流，在这个过程中，宝宝的需求得到满足，会更乐观、自信、爱笑，因为他们能从互动中获得更多的情感认可，安全感也会日渐加深。

当宝宝1岁以后，自我意识慢慢形成，他们才会开始用"假哭""假闹"来试探家长的底线和耐心。这时家长可先观察一下他们的要求是否合理，再根据实际情况给予回应，同时，家长要耐心地引导、鼓励宝宝用语言来表达自己的需求，对宝宝要及时拥抱、安抚，并和宝宝多说话，讲道理。

综上所述，宝宝的哭声是诉求语言，家长一定要了解不同状态下的哭声，多仔细辨别，就知道哭声代表什么了。很多情况下只要满足了宝宝的需求，他们就不哭了，家长不必担心会惯坏小宝宝哦！

42. 如何更好地进行亲子互动，给早产儿提供高质量的回应性照护

孩子早产的事实已经发生且不可逆转，但是婴幼儿时期的家庭养育对早产儿来说更加重要。婴幼儿期是儿童神经心理发育的关键期，也是注意力、情绪情感、社会行为、良好习惯发展的重要阶段。比起足月出生的宝宝，早产儿错过了妊娠后3个月在宫内大脑快速发育的关键时期。因此，对于早产儿来说，0~3岁时期给予合理、有效的干预措施，能够事半功倍地促进语言、运动、社交以及情绪/情感等方面能力的发育。

亲子互动是儿童早期生活中最重要的社会性活动，良好的亲子互动有助于亲子之间情感联系更为紧密，对早产儿的生长发育有很大帮助。2022年国家卫健委印发的《3岁以下婴幼儿养育照护指南》提出，应支持3岁以下婴幼儿的主要养育者提供回应性照护的能力，将回应性照护贯穿到家庭日常照护的全过程。

家长可抓住以下亲子互动的有利时机，让宝宝得到更好的发育。

（1）喂养进食：母乳喂养能够建立母婴之间早期的情感互动，喂养过程中通过皮肤接触、抚摸、温柔的话语以及

目光对视等互动方式,增加早产儿的安全感。喂养姿势也会影响亲子互动,不恰当的喂养姿势会引起早产儿极度烦躁,此时喂养者需要暂停喂养,与孩子说话、抚摸其头部等,待其情绪稳定后再重新调整喂养姿势进行喂奶。

(2)**亲子交流**:父母可通过各种感官动作与宝宝进行互动,如母亲的柔声细语(听觉)、抚摸(触觉)、与孩子对视(视觉)等。在面对面的亲子互动中,宝宝也会通过微笑、眼神交流、咕咕发声、肢体活动等来实现早期社会情感的同步发展。

(3)**亲子怀抱**:研究证实,怀抱多的早产儿甚至可以比同龄足月儿表现出更好的母婴互动。怀抱也使母亲更多地与婴儿进行感情交融,提高养育敏感度,对婴儿的反应能及时积极地回应,有利于良好亲子依恋的建立。怀抱婴儿时可像袋鼠妈妈育儿袋一样的方式环抱,为其提供所需要的温暖和安全感,让早产儿学会如何适应外部环境,促进亲子之间情感联结。

(4)**亲子游戏**:每天和早产儿进行亲子互动游戏,提供有质量的亲子陪伴对早产宝宝的各项能力发育都有很多好处。对于出生2~9个月的早产儿,每天俯卧、翻身等运动通常是比较常见的母婴互动,同时,与婴儿玩躲猫猫、抓痒痒、抱立弹跳等游戏,也都是简单易行且十分有效的亲子游戏。

(5)**生活照护**:日常换尿布、沐浴等生活照护的时候,通过触摸婴儿皮肤,以恰当的距离用眼神、"妈妈语"交流,使婴儿身体放松、心情舒适,婴儿也可以积极回应母亲。

43. 袋鼠抱应该怎样做，袋鼠抱时宝宝总不安稳怎么办

袋鼠抱即袋鼠式护理（kangaroo mother care，KMC），又称接触式护理，是一种人性化的护理模式，指通过母婴皮肤接触，模拟子宫环境，母/父亲像袋鼠育儿一样将早产儿抱在怀里，贴在胸口，提供其所需的温暖及安全感。

袋鼠式护理是在 1983 年由哥伦比亚的一位医生提出的，最初是为了解决暖箱缺乏的问题，利用妈妈自身的体温来维持早产儿的体温稳定，在当时的社会环境下取得了很好的效果，逐渐发展起来。之后人们发现了袋鼠式护理的更多好处，总结如下。

好处一：袋鼠式护理能够有效地帮助早产儿尽快适应宫外环境，稳定早产儿心率和呼吸，降低低血糖的发生率，促进早产儿体重增加、身长增长及各系统的发育。

好处二：早产儿往往经口喂养困难，这是 NICU 延迟出院的主要原因之一，也是出院后 2 周内再次入院的常见原因。袋鼠式护理在实施过程中，可以改变宝宝的体位，促进胃肠蠕动，抑制大肠埃希菌的生长，促进宝宝胃肠功能发育。

好处三：袋鼠式护理对母亲的帮助也很大，可以改善母亲的情绪，帮助她们从焦虑、抑郁中走出来，参与到宝宝的养育和治疗过程中。同时，袋鼠式护理还可以促进母乳喂养成功率，宝宝和母亲的皮肤接触和通过乳头进行的非营养性吸吮，可以促进母乳分泌。在医护人员的帮助下，袋鼠

式护理母亲的纯母乳喂养率可达 100%。

袋鼠抱的时间

袋鼠抱一般适用于出生 3 个月以内的早产儿，当宝宝满 3 个月之后，身体骨骼已经开始有一定的支撑能力，而且头已经能够抬得很稳，这时便可以采取更多抱婴儿的姿势。初次袋鼠护理的时间以 30 分钟为宜，若宝宝生命体征平稳，可适当延长护理时间，根据耐受程度尽可能地延长时间，每天累计时间 8~24 小时。

袋鼠抱的具体姿势

父亲 / 母亲暴露胸部，先斜靠在沙发或床上，后背可垫 3~4 个靠枕（图 5-1）。

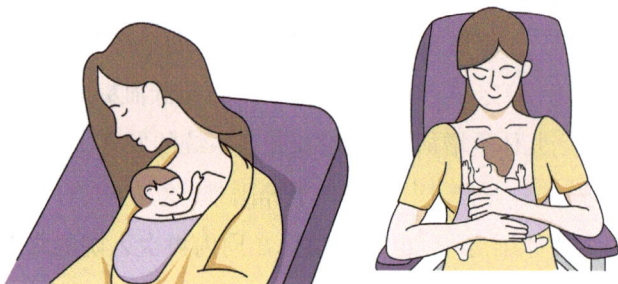

图5-1　母亲实施袋鼠抱时怀抱婴儿的姿势

早产儿除纸尿裤和帽子外不穿任何衣物，头部轻微转向一侧，保持气道通畅，尽量使家长能看到早产儿的面部表情。

早产儿的膝关节呈"青蛙"体位俯卧于父亲 / 母亲裸露的胸前，腹部放置在父亲 / 母亲的胸腹部，手臂屈曲放置在身体两侧，或放置在父亲 / 母亲的前胸或宝宝自己嘴旁。

父亲 / 母亲左手托住早产儿前颈部，右手手臂支撑托住其臀部，早产儿面向父亲／母亲并裹好包被，保持最大限度的亲子皮肤接触。

袋鼠抱的时候，父亲／母亲可轻声哼唱或与早产儿进行语言交流。

袋鼠抱时宝宝不安稳怎么办

袋鼠抱往往是父母和婴儿双方享受最宁静、最甜蜜的时刻，但有时候宝宝也会出现各种躁动不安的情况。爸爸妈妈可以检查一下，可能是宝宝的体位、体温或其他小状况造成的不适。

当看到宝宝烦躁、出汗时，应先检查父亲／母亲的体温是否过高，导致宝宝感觉闷热不舒适。

当宝宝双足较凉或体温低时，应适当对父亲／母亲和宝宝进行保暖，可以裹上毛毯、衣被等或适当提高环境温度。

宝宝逐渐长人后，对进行肌肤接触表示烦躁不安，就可以逐渐减少袋鼠式护理的时间了，可以改为搂抱、竖抱等其他姿势继续增进亲子联结。

当然，如果家长的情绪不稳，如刚有生气、急躁等事情的发生，应尽量避免立刻怀抱宝宝，待稳定好情绪以后再开展。

44. 宝宝脐带部位鼓起来是怎么回事，该如何处理

早产儿接回家后，如果家长发现脐带部位鼓起来，需要先仔细观察。如果鼓起来的地方表面和皮肤一样，没有特别的异样，就很可能是脐疝。

脐疝是新生儿常见的一种预后良好的先天性腹壁发育缺陷，通常在宝宝刚出生的 1~2 个月出现，病因多为宝宝腹直肌及周围组织没有发育完善，出生以后脐孔没有完全闭合，腹腔内的组织（如肠管或大网膜）通过脐孔凸出至皮下，形成球形软囊，可以轻轻压回去。约 20% 的足月儿存在脐疝，早产儿脐疝的发病率高达 70%~80%。脐疝大小不一，疝囊直径多为 1cm 左右，偶有较大者可超过 3~4cm，哭闹或直立位时因腹压增高而突起增大，安静或卧位时则还纳入腹腔，或以指端压迫疝囊容易使其还纳，手指触之可有气过感，脐疝突起或还纳时，宝宝均无痛苦，也不易发生嵌顿。

脐疝大多数能自愈，随着月龄增长，腹直肌发育完整，疝孔逐渐狭窄而闭合，6 个月左右多数恢复正常；2 岁以上如不闭合，脐环直径 >2cm，可考虑施行修补手术治疗。日常护理需注意减少腹部压力，宝宝哭闹时注意安抚，调整好宝宝的饮食，避免腹胀或便秘；不建议佩戴脐疝带，因带子的支撑力量不足，一方面起不到束缚脐疝作用，还会因挤勒背部，造成肾脏等内脏受压可能；如果宝宝脐疝短时间明显增大或合并出血、红肿等异常情况，应及时到医院就诊。

45. 宝宝红屁屁怎么办

宝宝红屁屁也称尿布皮炎或尿布疹，俗称"红臀"，是早产儿的一种常见皮肤病。宝宝红臀的发病的内部因素主要是由于早产儿皮肤薄嫩，皮肤屏障功能不成熟；外部因素有使用不透气纸尿裤，未及时更换尿裤，臀部较长时间过于潮湿及尿便刺激,换尿裤时用力擦拭宝宝臀部,腹泻或大便次数多等。

红臀发生在尿布包裹的部位,如臀部、会阴、阴囊、大腿内侧等处,轻症表现为皮肤血管充血,臀部皮肤发红、粗糙,表面干燥。严重者会有明显的皮肤糜烂,有渗出液,还伴有红色丘疹、水泡,可发生皮肤出血、破溃。由于皮肤屏障受损,细菌很容易侵入而导致感染,甚至引起败血症。

如果宝宝出现红臀,家长朋友们首先要评估宝宝的红臀程度(图 5-2)。

分级	0级	1级	2级	2级
分度 临床表现	正常皮肤 皮肤红疹无破损	轻度尿布性 皮炎皮肤红疹	中度 皮肤红疹, 部分皮肤破损	重度 大面积皮肤破损 或非压力性溃疡
图例	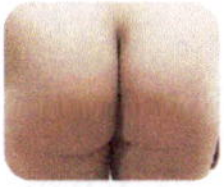	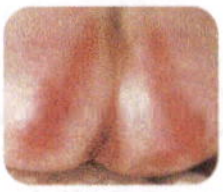	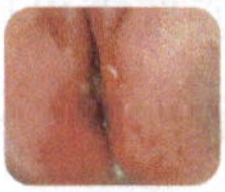	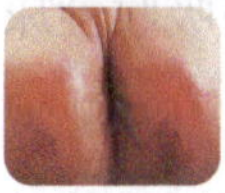

图5-2 婴幼儿尿布性皮炎严重程度评估图

1级——轻度尿布性皮炎:可在皮肤发红处涂抹不含乙醇、有隔离作用的皮肤保护剂,将乳膏、软膏或糊剂形式的外用屏障制剂作为轻度尿布皮炎的一线治疗药物,在皮肤表面形成保护膜,隔绝粪便、尿液对皮肤的刺激。

2级——中~重度尿布性皮炎:若有液体渗出,应先处理渗出液,再涂抹吸收性粉状药物(如羧甲基纤维素钠粉末或其他成分的造口护肤粉),最后涂抹不含乙醇的皮肤保护剂。每次便后重复以上步骤。实施以上措施后,如皮肤状况在 72 小时后无改善或迅速恶化,应立即带宝宝去医院就诊,并严格遵照医嘱用药。不建议自行使用抗生素药膏治疗尿布性皮炎,也不建议局部使用激素类药物。

宝宝红臀重在预防,重点是保持臀部皮肤清洁和干爽,包括以下护理要点。

(1)推荐使用高吸收性、透气性好、质量可靠的一次性纸尿裤。

(2)纸尿裤型号合适松紧适宜,如对纸尿裤过敏,应立即更换。

(3)每次换尿布时清洁臀部皮肤,用柔软的布蘸清洁的温水或用不含酒精和洗涤剂的湿巾清洁,采用非摩擦方法清洁皮肤。

(4)换尿布时确认臀部皮肤干爽,每1~3小时更换1次高吸收性尿布或按需更换。

(5)臀部表面如有干燥的粪便,用湿纸巾难以擦除时,可用柔软的布蘸清洁的温水浸润粪便后轻轻擦拭。

(6)推荐使用含有凡士林或氧化锌的护臀膏,不建议使用爽身粉。

(7)婴儿腹泻增加了粪便和尿液与皮肤接触的频率和时间,一方面要查找大便异常的病因并治疗,另一方面按需或每小时更换尿布,并进行臀部皮肤清洗,保持干爽。

(8)根据实际情况,每日为婴儿安排"无尿布时间",每次使臀部充分暴露30~60分钟,每日3次,注意保暖。预防红臀还应注意避免湿热环境,保持空气流通新鲜,定时消毒,室温调节在22~24℃,湿度保持在55%~65%。提倡母乳喂养,母乳易消化吸收,产生的粪便刺激性小,能降低红臀的发生。

46. 宝宝的大便性状和排便频次怎样才算正常

宝宝每天的排便次数是没有固定模式的，通常母乳喂养的宝宝大便次数偏多，奶粉喂养的宝宝大便次数偏少，但也不尽然。多数早产儿每天排便 1~4 次，个别宝宝 3 天才排便 1 次，如果吃奶、睡眠、体重增长正常，无腹胀、频繁哭闹，都属于正常现象。初生宝宝最初 2~3 天大便是胎便，呈褐色，较黏稠；随着奶量增多逐渐过渡成深绿色、黄绿色，最终变为黄色黏稠大便。母乳喂养的宝宝，大便多为金黄色、糊状，有时带少许黏液；配方奶喂养的宝宝，大便为土黄或金黄色，有时会黄中带绿，一般是糊状便，大便也可能偏干呈硬膏样，如果宝宝排大便不是很费力也属正常。早产儿常需要补铁，服用铁剂后的大便一般会呈绿色甚至黑色。

如果排出的大便呈灰白色、咖啡色、柏油色或带有鲜血，排便次数突然增多，大便呈水样或蛋花汤状，甚至出现较多黏冻或血丝，或伴有宝宝哭吵、呕吐、发热、精神疲倦、腹胀等现象，应及时带宝宝就医。

47. 宝宝大便经常呈现绿色是消化问题吗

宝宝排绿便是正常的生理现象，有以下几种常见原因。

（1）大便为棕绿色，含有奶瓣颗粒，有时伴有次数增多，肚子咕咕叫，甚至伴有哭闹，但体重增长满意，精神状态良好，最常见的原因是宝宝乳糖酶分泌不足造成的乳糖不耐受。

（2）大便为深绿色，有异臭，次数正常，可能与早产儿口服铁剂或奶粉中铁元素含量较高，未被完全吸收的铁元素混入大便中，造成绿染，属于正常现象。

（3）大便为绿色，次数增多，伴有烦躁哭闹、皮肤湿疹，严重时出现肉眼血便，考虑为食物过敏导致，最好带宝宝去医院明确诊断，再根据喂奶方式进行调整，尽可能避免再次摄入过敏原。母乳喂养的宝宝在母亲严格回避过敏性食物后仍可以继续母乳喂养，严重湿疹伴肉眼血便者需要更换为氨基酸配方奶粉喂养。

（4）宝宝奶量摄入不足，导致肠蠕动加快，可造成绿色大便排出。父母要根据宝宝的月龄和体重保证充足的奶量，母乳喂养尽可能按需喂养，配方奶粉喂养一定严格按照奶粉包装说明冲调，切不可自行减量或调整浓度。

（5）大便呈绿色，量多并带有少量黏液时，家长应注意宝宝吃的奶是否偏凉。有时宝宝的肚子、脚部受凉会导致肠道蠕动过快，大便呈现绿色，要注重保暖，几天内即可恢复。

（6）已经诊断为食物过敏的宝宝，更换为深度水解蛋白或氨基酸奶粉喂养后，经常呈现深绿色大便，属于正常现象。

综上所述，宝宝出现大便绿色，多数都属于正常现象，父母可以回顾一下近几天宝宝的衣食住行有何改变，尤其是喂养变化；如果自己不好判断，可以咨询专业医生。

48. 早产儿回家后多久洗一次澡

不同出生胎龄、体重的早产儿的皮肤成熟度和生理状态存在差异,因此沐浴的要求有所不同。如早产儿出院后体重 <2 000g,体温正常,皮肤完好无损,每 4 天可进行包裹式沐浴 1 次,包裹式沐浴比盆浴更能维持早产儿沐浴后体温稳定。当纠正胎龄 >37 周时可每周沐浴 2~3 次,选用盆浴或擦浴。

包裹式沐浴具体操作方法:调节水盆水温为 38~40℃,将宝宝用柔软的毯子包裹后,清洗面部及头部,然后将肩部及以下部位浸泡在水中;依次清洗上肢、下肢、颈部、胸腹部、背部、会阴部,清洗过程中仅暴露清洗部位,应轻轻清除污染物,避免用力擦拭。沐浴后为早产儿提供干燥温暖的衣物、鸟巢式包被、母婴肌肤接触等,确保其尽快恢复体温。沐浴总时间不超过 5 分钟。

需要提醒妈妈们的是:宝宝洗澡的频次并非越多越好,特别是低出生体重儿,回家后的养育依然需要强调保暖,减少热量的散失,来保障宝宝体格发育得更稳、更好。

49. 如何应对宝宝回家后的第一次发热

说到发热,如何正确测量体温很关键。据循证医学资料分析,测量腋温时,电子体温计与水银体温计测量温度差异很小,同时因为水银体温计使用中容易打碎,造成汞暴露或玻璃碎片划伤，因此建议用电子体温计替代水银体温计。测量体温前要尽量安抚好宝宝，避免哭闹，用干燥的毛巾擦拭腋下后再测量，以免汗液影响测量值。一般以腋温≥37.5℃定义为发热。发热分为低热，体温 37.5~38.0℃；中等热，体温 38.1~39.0℃；高热，体温 39.1~40℃；超高热，体温≥41℃。

当宝宝发热时，正确地采用物理方式降温，可以起到暂时控制体温上升的作用，方法是在不增加宝宝不适，不影响宝宝休息的前提下，使用 30℃左右的温水擦浴或泡 37℃左右的温水澡，禁止使用冰水或酒精。2 月龄以上的宝宝，腋温≥38.5℃，或因发热引起宝宝哭闹不安等表现时，可以口服对乙酰氨基酚，剂量为每次 10~15mg/kg，两次用药的最短间隔时间为 6 小时；6 月龄以上的宝宝，可以交替口服使用对乙酰氨基酚和布洛芬，布洛芬剂量为每次 5~10mg/kg，两次用药的最短间隔时间为 4~6 小时。需要注意的是，没有证据表明两种药交替使用的退热效果更好，更不能两种药联合使用。

当宝宝出现以下状况时，应及时就诊：①肤色苍白、发花或发灰，青紫；②嗜睡难唤醒，表情呆滞，不能正确回答问题，哭声尖直或持续烦躁哭闹，很难安抚，甚至惊厥；③有呼吸困难的表现，如鼻翼扇动，呻吟，肋间凹陷征，呼吸急促（6~12 个月宝宝呼吸频率 >50 次 /min，12 个月以上宝宝呼吸频率 >40 次 /min）；④呕吐导致喂养困难，皮肤弹性差，尿量明显减少；⑤ 3 月龄以下婴儿体温≥38℃，3~6 月龄婴儿体温≥39℃，或发热≥3 天，⑥其他，如大量皮疹，前囟饱满,关节红肿等。

需要强调的是,对于生后 6 个月以内的早产儿,如果体温超过 38℃并持续超过 1 小时以上,建议第一时间就医,而不是自行处理,以免耽误病情。

50. 宝宝出院回家后还有黄疸是怎么回事,应如何处理

宝宝一旦满足出院标准,就说明黄疸水平在安全范围之内,这时宝宝的黄疸不会轻易引起家长们担心的急性胆红素脑病。

由于早产儿的肝脏功能较足月儿更不完善,处理胆红素的能力更弱,因此更容易出现黄疸,早产儿黄疸也要区分生理性和病理性,生理性黄疸通常在出生后 3~5 天出现,7 10 天达到高峰,然后逐渐消退。病理性黄疸是由感染、缺氧、颅内出血、血型不合溶血病、先天性遗传代谢病、新生儿肝炎、先天性胆道闭锁等原因引起,比生理性黄疸程度更严重,持续时间也更长,需要根据病因采取相应的治疗措施,包括药物治疗、光疗、换血治疗等。

一些早产儿在出院回家时,还会存在一些生理性黄疸未完全消退的情况,常见的原因有胆红素的肠肝循环增加(从肠道回吸收的胆红素较多),肝脏代谢胆红素能力不足,以及晚发性母乳性黄疸等,上述原因导致的黄疸延迟消退可能持续到宝宝出生后 12 周。

在此期间,家长们应该做好以下三件事。

(1)在宝宝刚回家的第 1 周,应该遵医嘱定期监测经皮

胆红素的指标，可以通过目测观察，一般头颈部皮肤轻度黄染是正常现象，但如果皮肤黄染范围已经波及四肢远端，甚至手足心黄染，就要及时就诊了；如果短时间内皮肤黄染范围迅速扩大，以及超过矫正月龄 3 个月黄疸仍未完全消退，也是就医指征。

（2）首选母乳喂养，根据宝宝的体重追赶情况酌情添加母乳强化剂，母乳不足或无法母乳喂养时，可选择合适的强化喂养的配方奶，无论是哪种喂养方式，均应足量按需喂养，以利于促进肠道蠕动，增加胆红素从肠道的排出，减少肠肝循环引起的胆红素重吸收。

（3）观察宝宝的精神状态，吃奶和排便情况，如出现嗜睡、吸吮无力、对外界刺激的反应减弱，四肢松软或肌张力高等情况，应高度警惕；如宝宝大便颜色出现灰白色等异常颜色，均应及时就诊。

51. 宝宝眼分泌物很多，眼角发红，应如何处理

宝宝眼分泌物多，眼角发红，有时会用手去揉，外出活动时也会出现畏光，不敢睁眼，或不停地流泪，这些情况提示可能出现了结膜炎或泪囊炎。泪囊炎也是引发结膜炎最常见的原因。

结膜炎是一种儿童期常见的眼病，通常表现为眼部发红、痒痛、流泪、出现黄色或黄绿色黏稠分泌物，常见的原因有细菌、病毒或其他微生物感染；花粉、灰尘或动物毛发过敏导致的过敏性结膜炎。对于早产儿来说，由于其自身

免疫系统功能不完善，细菌感染和过敏性结膜炎比较常见，其中细菌感染引发的结膜炎，一旦没有得到积极有效的控制，还可能引发全身感染。对于结膜炎，首先应采取积极的预防措施，包括接触宝宝前应正确洗手，宝宝的卫生用品，特别是洗脸的毛巾、口水巾等，应和大人的物品分开，且应每次用完清洗干净，在通风干燥处晾干备用；不给宝宝使用含化学成分较多的沐浴和护肤用品，并应在使用前进行少量涂抹的皮肤测试，一旦出现红肿、皮疹等情况，即不能使用；如果发现宝宝在接触了植物花粉、电子蚊香或宠物皮毛后出现眼部肿胀痒痛、分泌物多等情况，多为过敏性结膜炎，应及时与上述过敏原隔离。如果家长发现宝宝有结膜炎的表现，要及时咨询医生进行治疗，包括使用含抗生素的滴眼液、抗过敏滴眼液或药物治疗。

泪囊炎主要发生在新生儿期和婴儿期，胎儿期的泪道发育异常以及新生儿出生时经过产道受到挤压或感染都是导致鼻泪管堵塞的原因，使眼泪无法正常排出，进而引起眼部感染和炎症。新生儿泪囊炎要症状是眼泪过多、眼角溢脓、眼睑肿胀。婴儿会出现揉眼、眨眼等行为，还会因为眼部痛痒不适而哭闹。泪囊炎的诊断主要依据临床症状和眼科检查，对于轻度泪囊炎，家长可以在咨询医生后居家进行手法按摩，帮助宝宝通畅鼻泪道，方法是洗净双手，用拇指按压在宝宝内眦位置下方，稍用力向上挤压，目的是用压力冲开堵塞的鼻泪管开口；当眼部红肿，分泌物呈黏稠脓性时，可使用含抗生素的滴眼液如 0.3% 的妥布霉素滴眼液控制感染。如果效果不明显，需要到眼科复诊并酌情进行泪道冲洗和探通术。在日常生活中,家长们要特别注意保持宝宝的眼部清洁和卫生,预防泪囊炎的发生。

52. 宝宝皮肤湿疹怎么办

湿疹是婴儿常见的皮肤疾病之一,早产儿也不例外。那么,究竟什么是湿疹,哪些原因可以导致湿疹,宝宝得了湿疹应该怎么办?下文将对这些问题进行逐一解答。

什么是湿疹

湿疹是由基因及环境等多种内外因素导致的皮肤疾病。婴儿湿疹俗称"奶癣",最早于宝宝出生后 2 周即可发生,以生后 2~3 个月发生者为多,表现为红斑、丘疹、渗液等,同时伴有皮肤瘙痒,常见于宝宝的头面部和四肢。

引起湿疹的原因有哪些

确切原因目前尚不完全清楚。遗传因素是重要的原因,如果父亲或母亲患湿疹、过敏性鼻炎、哮喘等过敏性疾病,宝宝患湿疹的概率则会明显升高。皮肤屏障功能受损、免疫应答异常、皮肤菌群紊乱、过度清洁皮肤导致皮肤干燥等也可以诱发湿疹。在婴儿期,食物过敏是诱发湿疹的重要因素。

宝宝得了湿疹怎么办

①沐浴:沐浴能清洁皮肤,增加皮肤含水量,减少皮肤表面的金黄色葡萄球菌等致病菌定植,降低皮肤感染的概率。在沐浴过程中不要搓澡,以免破坏皮肤屏障。每天或隔天沐浴 1 次,水温以 32~37℃为宜,使用无刺激弱酸性的

洁肤用品，每次沐浴时间 5~10 分钟，不宜过长。

②润肤：外用保湿性润肤剂不仅可以阻止皮肤水分蒸发，增加皮肤含水量，还可以外源性补充皮肤脂质含量，修复皮肤屏障功能。最好在沐浴后 3~5 分钟内应用润肤剂，足量全身使用，涂抹完润肤剂后皮肤要有"滋润感"，须避免使用含有香味的润肤剂。

③避免诱发因素：避免捂热刺激，减少出汗，贴身衣物应选择透气性好、宽松柔软的纯棉制品；室内应凉爽、通风和洁净；勤换衣物和床单，不养宠物，不铺地毯，不在室内养花草，尽量减少生活环境中的过敏原。

④已经明确宝宝的湿疹是由食物过敏引起时，如宝宝为母乳喂养，母亲须注意回避过敏性食物如牛奶、鸡蛋、坚果、鱼虾等，并继续坚持母乳喂养。如果湿疹严重，可能需要在医生的指导下选择深度水解配方或氨基酸配方奶粉喂养，去除过敏原刺激。在按时添加辅食期间，先让宝宝回避导致过敏的食物，同时进食相应的替代食物以满足宝宝生长发育需求。

湿疹并不可怕，经过以上处理，多数宝宝的湿疹都能好转。如果没有好转，家长需要带宝宝到医院就诊，进行进一步的治疗。

53. 宝宝身上经常脱皮以及头上有结痂，会不会有什么问题，平时如何护理

宝宝身上经常脱皮以及头上有结痂常见于以下因素。

婴儿湿疹

又名异位性皮炎（atopic dermatitis），是儿童最常见的一种过敏性皮肤炎症。发病原因比较复杂，可分为内、外两种因素。

内在因素主要和宝宝身体素质相关，包括过敏性体质、胃肠道功能或内分泌代谢紊乱、慢性感染、神经精神异常等。由于家族性过敏体质引起湿疹反复不愈，宝宝消化不良、腹泻等胃肠道功能或内分泌代谢紊乱时，皮肤出现特应性炎症。

外在因素一般指外界物质对身体的刺激，包括物理、化学、生物、食物因素等。如宝宝进食了含有变态反应原的食物（如奶、鱼、虾、鸡蛋及牛羊肉中蛋白质）或接触花粉、尘螨等。纯母乳喂养的宝宝，也可能会对母亲饮食中的某种食物过敏。此外，日光照射皮肤时间较长、室温偏高，衣被过厚、出汗多，穿化纤类衣服，使用含化纤织物的尿布或者尿布粗硬、不洁、残留排泄物或洗衣粉，使用可引起过敏的护肤用品、洗涤用品，宝宝溢奶、流口水、尿便等都可能给皮肤带来刺激，引起局部湿疹。

婴儿湿疹的宝宝会出现皮疹、瘙痒、分泌物渗出等症状，后期会出现结痂、脱皮现象。湿疹大多发生在面颊、额部、眉间和头部，严重时躯干、四肢也会发生（图5-3）。

护理时需回避诱发因素，如过热、致敏食物，同时需保持皮肤清洁，避免因继发细菌感染加重皮肤损害，可遵医嘱用药。

湿疹的局部治疗应尽量选用中弱效激素（如氢化可

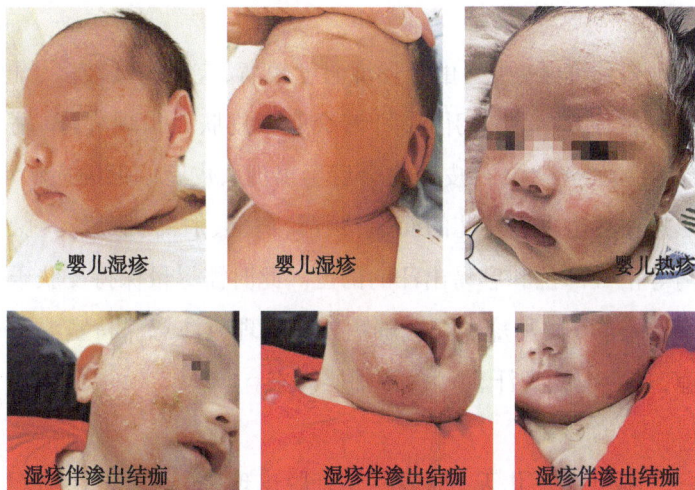

婴儿湿疹　　婴儿湿疹　　婴儿热疹

湿疹伴渗出结痂　　湿疹伴渗出结痂　　湿疹伴渗出结痂

图5-3　不同的皮肤状况表现

的松乳膏为弱效激素，丁酸氢化可的松乳膏、曲安奈德乳膏为中效激素），或用润肤剂混合激素乳膏使用。随着皮肤损害好转，外用激素次数需逐渐减少、停药。对于顽固性头皮结痂，可在头皮上涂抹天然植物油，进行软化结痂并去除。

对于严重的湿疹渗出可选用生理盐水、1%~3%硼酸溶液或其他湿敷药物，最好去医院就医。

轻、中症湿疹，局部用药效果好，不受热的情况下皮肤损害较轻，加之添加辅食后很快好转，无须停母乳改低敏奶粉（深度水解蛋白、氨基酸配方等），否则将严重干扰母乳喂养及营养状况，甚至造成喂养及营养不良问题。仅严重湿疹需在有经验医生指导下进行治疗和调整饮食。

热疹

俗称痱子，主要由于环境温度较高、宝宝出汗较多、汗腺管被堵塞等因素引起，汗液会刺激皮肤而出现皮疹、瘙痒、脱屑等症状，待皮疹愈合后会出现头皮有结痂的症状。热疹一般出现在婴儿的面部、颈部、肩部、肘窝、腹股沟、腋窝等褶皱部位和容易出汗的部位。此时需尽量保持皮肤干燥，局部可使用痱子粉缓解症状。护理时注意保持室温清凉，宝宝皮肤无汗、清洁，穿棉质内衣。

其他原因

刚出生头几天，很多婴儿有脱皮现象，一般不伴随疼痛、瘙痒等症状。等待自然脱皮结束即好转。此外，家长应注意平时给宝宝勤剪指甲，避免指甲太长抓伤皮肤引起出血结痂。

54. 宝宝出院回家后经常使劲、脸涨得红红的，还喜欢打挺，问题大吗

很多新手妈妈发现，宝宝身体总是喜欢使劲打挺，有时还哼哼唧唧的，小脸蛋憋得通红，好像要拉粑粑却拉不出来的样子。每当宝宝这样子的时候，多数妈妈会担心宝宝是不是哪里不舒服，也有心态较为放松的妈妈觉得宝宝这样子很可爱。此外，根据老一辈的说法，这是宝宝在长个子。其实这是宝宝成长过程中最常见的动作之一。宝宝由于神经系统发育不成熟，睡眠时间长，对外界刺激会较敏感，需要通过伸展身体姿势、舒展四肢来消耗多余的能量，还可

以通过身体活动向父母传达醒来的信息。等宝宝渐渐长大后，这种现象就会消失，妈妈们不需要太多担心。还有一些常见原因是可能存在乳糖不耐受或者是喂养消化问题，早产儿的消化系统发育不完善，各种消化酶，尤其是乳糖酶分泌不足，对脂肪和蛋白质的消化代谢也不足，容易导致消化不良、胀气。另外早产儿胃肠道蠕动能力和肛门括约肌功能都比较弱，肚子胀气时需要浑身使劲才能排出，这就是宝宝经常使劲憋红脸，随后排气、排便的原因。一般3月龄以下的宝宝多见。

家长可以根据宝宝的精神状态和吃奶、排便情况初步判断一下有无异常，如果发现明显腹胀、吐奶、精神反应差、体重不增甚至排肉眼血便，就要及时到医院就诊。医生需要对宝宝进行详细的体检，评估其生长发育的情况，排除其他各种器质性疾病后才能确认是否为喂养消化问题。只要宝宝生长发育情况良好，神经行为发育评估正常，家长就不需要为宝宝出现喜欢使劲、涨红脸的情况感到担心，这可能是宝宝在长身体，做锻炼呢。

55. 宝宝嗓子和鼻子里"呼哧呼哧"的，是没发育好还是有什么疾病

一般情况下，早产儿鼻子总是发出较重的"呼哧"声，可能是呼吸中枢发育不完善、环境不适应等原因引起的，可以依情处理。

（1）环境刺激：早产儿受到冷空气的刺激后，容易发生

鼻腔黏膜肿胀，导致气道狭窄，气流通过受阻，使呼吸像打鼾一样，有时还伴有喷嚏症状。家长可以在室内放一个加湿器，改善空气的湿度，缓解以上不适症状。同时要注意，天气变化时应及时为宝宝添减衣物。

（2）**奶睡**：早产儿常常吃着奶就睡着了，由于吞咽 - 呼吸功能尚不协调，口腔内的奶液也会在嗓子里发出"呼哧"声。可以给予安抚奶嘴，大约1分钟左右可以缓解。

（3）**睡姿不当**：睡觉时不小心压到鼻子或舌后坠等，都可能引发鼻子通气不畅，造成鼻子发出"呼噜呼噜"的声音，家长可以通过转换宝宝的体位来缓解。

（4）**鼻腔分泌物过多**：大多早产儿鼻腔自净能力相对比较差，鼻腔分泌物不能及时排出，在鼻腔内堆积，导致鼻塞、气流通过受限。家长可以使用棉签及时将鼻腔分泌物清理出来，也可使用生理盐水湿润鼻腔来改善上述的情况。

如果宝宝"呼哧呼哧"的现象越来越重，声音越来越响，家长需及时带宝宝到医院就诊，请医生排除以下几种疾病情况。

（1）**腺样体肥大**：早产儿鼻子持续发出"呼哧"声可能与腺样体肥大有关。

（2）**呼吸道感染**：早产儿免疫功能低下，而且鼻腔黏膜柔嫩，容易受到致病菌入侵，一旦发生呼吸道感染，鼻咽部充血肿胀，从而出现鼻塞"呼哧"的表现。

（3）**先天性鼻腔狭窄、先天发育不良**：如喉软骨发育不全，早产儿吸气时喉部会发生堵塞，从而可以导致出现喉鸣音，也就是鼻子里面发出"呼噜"声。

56. 宝宝吃奶时有痰声，咽喉部总是"呼噜呼噜"的，是正常的吗

有些宝宝吃奶时，总是发出"呼噜"声或者哭声中带着痰的声音，其中有的宝宝甚至因鼻塞不能很好地吃奶，引起吃奶量减少，哭闹，烦躁不能安抚，呼吸急促，甚至张口呼吸。以下是喉咙发出"呼噜"声的常见原因。

（1）生理解剖因素：小婴儿鼻腔较成人短，没有鼻毛，后鼻道狭窄，黏膜柔嫩，血管丰富，易于感染。感染后炎症导致鼻黏膜充血肿胀，炎性渗出增多，使得原本狭窄的鼻咽腔更加狭窄，不能正常通气。

正常情况下，空气通过气道较窄的地方会发出嘈杂的声音。口鼻分泌物容易蓄积在鼻腔后部，即使没有明显的流涕喷嚏等感冒症状，也要注意鼻腔内有无分泌物堵塞，如果发现有鼻痂或鼻涕，用吸球轻轻吸出分泌物即可（图5-4）。

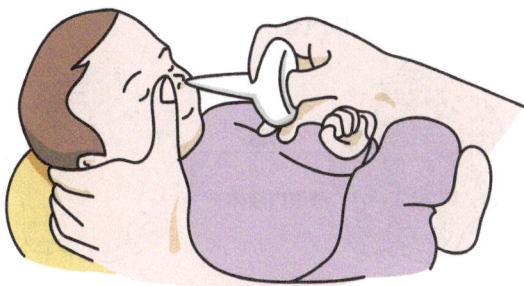

图5-4　使用吸球清理鼻腔

（2）**喉软骨软化**：会厌软骨位于喉咙内，在宝宝刚出生时发育还不成熟，质地较软，在宝宝吸气时会震动，发出打呼噜的声音，大多症状较轻。家长观察即可，此症状会随宝宝长大而慢慢改善（图5-5）。平时应给宝宝补充维生素AD滴剂（建议坚持吃到2岁），多带宝宝到户外晒太阳，以促进钙的吸收。

（3）**痰的形成**：痰出现于呼吸道管腔内（图5-6），一般呈透明或白色黏液状，通常可通过咳嗽咳出或呕吐吐出。

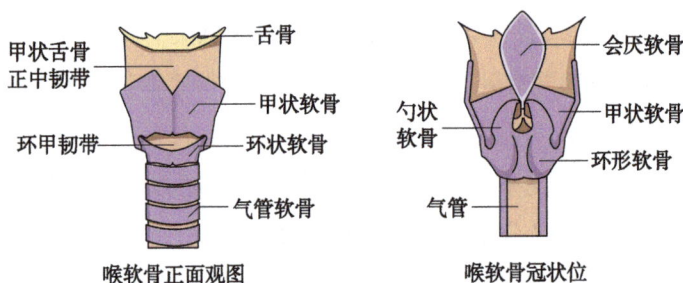

甲状舌骨 正中韧带	舌骨
环甲韧带	甲状软骨
	环状软骨
	气管软骨

喉软骨正面观图

勺状 软骨	会厌软骨
	甲状软骨
气管	环形软骨

喉软骨冠状位

图5-5 喉软骨解剖示意图

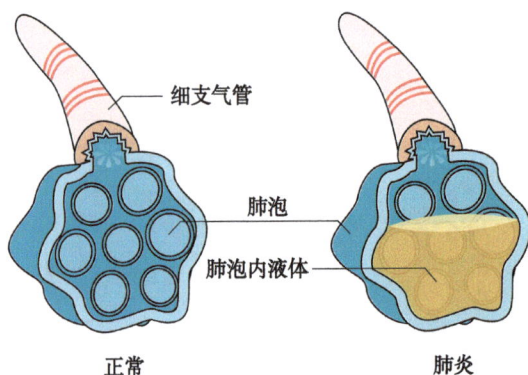

细支气管

肺泡

肺泡内液体

正常　　　　肺炎

图5-6 痰分泌示意图

引起各种肺部感染的病原微生物会蓄积在感染者的痰液中，因此当怀疑宝宝患有支气管炎或肺部疾病时，医生会要求留取呼吸道下段的痰液做检查，以便找到引起感染的病因。

当宝宝吃奶有痰声时，父母可考虑采用以下措施来缓解。

（1）保持居室空气清新：注意宝宝的房间空气流通、清新，冬天有暖气时，使用加湿器避免空气干燥，室内温度控制在24℃左右，湿度在60%左右。

（2）给宝宝喂足够的母乳量：宝宝嗓子中有痰的时候，应保证充足的液体摄入，帮助稀释呼吸道中黏稠的痰液，有利于痰液咳出。

（3）拍背排痰：把手指并拢弯曲，手掌呈空心状，宝宝侧躺或家长竖着抱起宝宝，用空心的手掌由下到上，由外向内拍击患儿背部（左胸壁区或右胸壁区），避免叩击骨头关节突出部位和重要脏器部位（图5-7）。拍痰后侧躺，擦去口鼻分泌物，避免阻塞呼吸道。小宝宝不会主动把痰液吐出，常常把痰液吞咽下后经消化道通过大便排出。

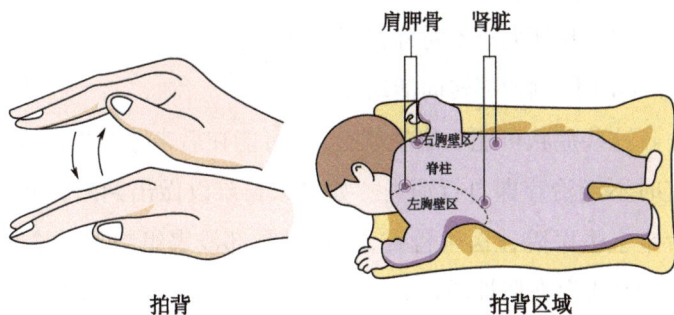

图5-7　拍背排痰法

（4）使用药物：给宝宝使用止咳祛痰药要很谨慎，必须在医生指导下用药，对不同药物的剂量、疗程都要严格控制。

57. 宝宝脖子有点歪斜有可能是斜颈吗，应该如何纠正

斜颈俗称"歪脖子"，通常指小婴儿常见的先天性肌性斜颈。

先天性肌性斜颈是由于孩子颈部一侧肌肉病变，导致肌肉挛缩，牵拉着同侧头颈部导致歪斜，同时也可能影响头颈部的正常转动。

当然，并不是所有斜颈都是肌性斜颈，如果孩子只是头部歪斜，而双侧胸锁乳突肌正常对称，颈部活动没有受限，属于姿势性斜颈。家长注意经常采用体位矫正的方法即可。

发生斜颈的宝宝，一般有以下四个症状。

（1）头歪向一侧，下颌朝对侧肩膀。

（2）同侧颈部可触及硬块。

（3）脸部大小不对称，俗称"大小脸"。

（4）同侧颈部转向活动受限。

这些症状可能一出生就有，也可能在后来才慢慢出现，有时不经治疗即自行消失。如果家长难以做出判断，可以带宝宝去医院让医生检查，并通过颈部浅表组织超声诊断明确是否存在肌性斜颈。

如果确定宝宝是肌性斜颈，1岁内的宝宝建议通过理

疗尽早干预，否则可能会影响孩子的头面部外观，导致"大小脸"；随着孩子长大，还会造成孩子的心理情绪问题。理疗是指通过外力牵拉发生挛缩的肌肉群，逐步改善肌张力。建议家长在医生指导下治疗和操作，以达到安全有效的治疗效果。

如 1 岁后斜颈症状仍未改善或理疗效果不佳，家长应及时带宝宝找小儿骨科医生复查，根据具体情况进行干预，必要时选择手术进行矫正。

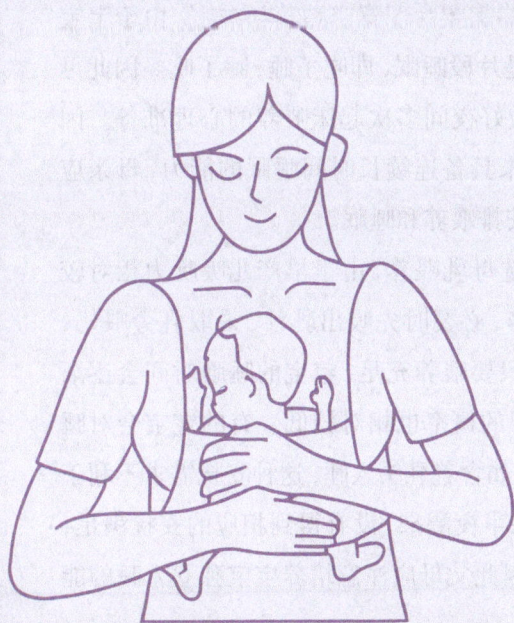

六、睡眠篇

58. 早产儿睡眠照护应该注意什么

睡眠对早产儿的生长发育和健康很重要，早产儿的睡眠照护可以注意以下几点。

（1）观察宝宝睡眠过程中有无异常情况：首先要观察早产儿睡眠过程中的呼吸情况，有无呼吸过缓和呼吸暂停。如果宝宝呼吸次数 <20 次 /min，呼吸暂停时间 >5 秒，需要及时帮助宝宝恢复正常呼吸。具体方法可采用弹脚底、轻拍、托背抱起、唤醒等触觉刺激或体位变化，如果没有好转，需及时就医。其次，要注意观察宝宝有无吐奶，因为小宝宝吐奶（溢奶）处理不当可能引起吸入性肺炎，甚至呛奶窒息。最后，可观察宝宝有无面色青紫等情况。

（2）根据宝宝的需要合理安排喂养与睡眠：由于宝宝一出生的睡眠模式是片段睡眠，即吃了睡，睡了吃。因此母亲要调整好心态，做好夜间多次起床喂养的心理准备。因为刚出生的宝宝尚未具备连续长时间睡眠的能力，母亲应该根据其的需要来安排喂养和睡眠。

建议早产儿首选母乳喂养，由于早产儿吸吮力相对较弱，母亲要耐心喂养，必要时先吸出乳汁，采取乳旁喂奶，保证宝宝的入量。只要喂养充足，宝宝的睡眠时间会逐渐延长，出现睡眠障碍的概率也相对较低。有的宝宝会对睡眠安抚的依赖性大，如含着乳头入睡，这种安抚需求不利于宝宝独立入睡，如果半夜醒来，没有得到相应的安抚满足，就很难再次入睡。因此父母应注意培养宝宝独立入睡的能力，避免过多的安抚帮助。

（3）**选择合适的睡床方式**：许多父母习惯将宝宝放在大床上与父母一起睡，感觉增加了亲子时间，又便于照护，但是这种同床睡眠的方式是有风险的。虽然宝宝被父母压伤的可能性比较小，但宝宝呼吸道很有可能会被枕头或被子捂住而发生窒息。另外，同床睡眠使宝宝在睡眠过程中接受的感知觉刺激较多，容易促使其夜间醒来。

所以早产儿与足月儿一样，建议在婴儿期与父母同屋不同床睡眠，这种睡床方式也方便父母夜间照料宝宝，观察宝宝整个夜间的睡眠过程，随时发现异常情况。随着宝宝长大，小床要逐渐远离大床，时机成熟可以让宝宝在单独的房间睡眠。

（4）**平稳宝宝睡前的情绪**：入睡前半小时到 1 小时要让宝宝逐渐安静下来，避免过度兴奋的游戏，可以用一些固定的睡前仪式来帮助宝宝入睡。例如，给宝宝洗澡，更换纸尿裤，喂奶，调暗灯光，听催眠曲等。睡前活动要短暂温馨，一般不超 20 分钟。注意避免奶睡、抱睡和摇着睡，尽量让宝宝自己入睡。

59. 早产儿睡眠不好，容易惊醒，该如何处理

早产儿出生的头几个月，吃了睡，睡了吃，每次睡 1~2 小时，每天睡 10~12 次，不分昼夜。大多数早产儿在矫正月龄 3~4 个月时能初步建立睡眠的昼夜节律，即白天醒的时间长，睡眠时间逐渐集中于晚上。如果早产儿昼夜节律仍

没有形成,夜醒次数就会比较多。此外,如果早产儿在两个睡眠周期的衔接中,习惯于依赖父母不恰当的安抚行为(如怀抱、摇晃等),一旦不能满足要求,则难以入睡。在婴儿早期,如反复出现夜醒,会导致睡眠"碎片化",影响体格、精神发育。

早产儿睡眠不好,易惊醒的原因是多方面的,除发育尚不成熟的原因外,还可能是睡眠照护方式不当、睡眠环境不良等,使宝宝睡眠生理节律长久不能建立。一旦遇到早产儿睡眠不好,容易惊醒或频繁夜醒,首先要寻找原因,针对其诱因采取措施。多数情况下早产儿易惊醒是暂时的,及早并坚持给予正确的睡眠照护,常起到良好和快速的效果。可以参考以下步骤。

(1)注意宝宝是否由躯体疾病导致,必要时做医学检查。如牛奶过敏的宝宝,可改用特殊婴儿配方来预防;脑损伤导致睡眠极少的宝宝,可短期使用地西泮等弱安定剂,并与原发病一同治疗。

(2)建立规律的作息生物钟:宝宝矫正月龄6个月以后,逐渐减少夜奶的次数,延长夜间睡眠时间;白天多到室外活动,接受日光照射,减少白天小睡次数。创造良好的生活环境和睡眠条件,加快正常昼夜睡眠机制建立。

(3)培养正确的入睡习惯:由于宝宝是早产儿,父母在照护宝宝入睡过程中往往更为精心,经常抱着、拍着、摇着宝宝入睡,殊不知这种过度安抚的照护方式会干扰宝宝自主入睡,且在两个睡眠周期的短暂清醒中也不能自动再次入睡。因此,要学会识别宝宝的犯困信号,在宝宝困倦时放到小床上，使其自主入睡。夜间也不要一听到宝宝的哭声就去抱着摇，避免不良的助睡方法和不必要的干扰。

（4）**营造良好的睡眠环境**：注意卧室空气新鲜，温度和湿度适宜，睡眠环境安静。夜间睡眠时要把大灯关掉，避免手机、电脑等蓝光影响。建议宝宝与父母分床睡，减少夜间"帮助"。肢体容易紧张的宝宝，仰卧位睡眠时可用小被子围成鸟巢状，侧卧位睡眠时可将小被子垫在宝宝两腿之间。

（5）**注意适当喂养和护理**：如果睡眠不好是由于夜间频繁进食所致，可逐渐减少夜奶的量和次数。对于夜间需要喂奶、喝水、小便的宝宝，可采取提前唤醒法，即在其自然觉醒前 15~20 分钟唤醒，少量喂奶，换尿布，再使其入睡，这样就会很快酣然入睡。

（6）**袋鼠抱**：每天至少完成总量在 3 个小时以上的袋鼠抱，也可以有效提高宝宝的睡眠质量。袋鼠抱的人可以是妈妈，也可以是爸爸或其他家人，可以采取接力的形式给宝宝提供一个温暖和具有安全感的胸膛。

60. 早产儿哭闹的常见原因是什么，父母需要做什么

早产儿的哭闹使很多父母非常焦心。哭闹可能是小宝宝发育过程中一过性的现象，多数宝宝会在矫正月龄 5 个月后逐渐好转。由于婴儿气质、性格不同，哭闹的轻重程度也有所不同，但多数都是因为饿了、困倦了、大小便后尿布区域不适等生理原因。也有少数宝宝可能是由皮肤痒、肚子疼、鼻子堵，甚至疾病发作等病理原因引起。那么，宝宝

哭闹时父母需要观察什么，如何分辨是生理需要，还是身体出现了疾病？

首先要注意观察宝宝哭闹的声音，发作的频率，每次持续的时间，发作是否与生理需求有关。如果宝宝的哭声平缓、有节律，且满足生理需求后很快就被安抚，多为生理性哭闹。如果哭声尖锐、哭闹为阵发性，且难以安抚，多为病理性问题。这时要进一步观察哭闹时有无伴随其他情况，如有无发热、烦躁、口唇或眼睑肿胀，有无频繁溢奶、呕吐，有无尿布疹或全身皮疹，有无腹胀、腹泻、便血，有无发作性咳嗽、表情痛苦或异常姿势、抽搐等。如果宝宝过度哭闹同时伴随以上情况，应考虑可能存在病理情况，须及时到医院就诊。

对于哭闹厉害的宝宝，可采取以下缓解哭闹的方法：①按摩法：温热手以肚脐为中心做顺时针方向的按摩，或者以温热毛巾敷盖腹部。也可采用袋鼠式护理的方式，或者竖着抱宝宝，改善腹部症状。②襁褓法：用大方巾紧紧包住宝宝，给予类似子宫的束缚，让宝宝获得安全感。③嘘声法：靠近宝宝的耳朵，有节律、柔和地发出单调的嘘嘘声，使其安宁平静；也可利用洗衣机、吸尘器、汽车引擎的声音，或播放有节律的声音、音乐来安抚宝宝，转移其注意力。④摇晃法：在安静的环境中给宝宝有规律的摇动和每1~3秒一次的轻拍，切忌幅度过大、过猛。⑤吮吸法：让宝宝吮吮安抚奶嘴。需注意，待宝宝哭闹缓解后，方法②～⑤就不要使用了，更不能作为哄睡的常用方法。

另外，提倡按需喂养，避免按哭喂养。哭闹本身会使宝宝吸入较多气体，如果哭闹后立即喂奶，易出现腹胀等不适，加重哭闹，形成恶性循环。因此应对喂养有预见性，避免宝宝因饥饿和等待而哭闹。喂奶后斜抱宝宝，轻拍后背，渐渐转为竖抱，并继续辅助拍背，以便其打嗝排出胃内气体。喂奶后2小时，给予腹部按摩，促进排便。

61. 听说早产儿睡眠时会出现猝死，应该怎么预防

婴儿猝死综合征（sudden infant death syndrome，SIDS）指1岁以下婴儿在睡眠期间突然发生的无法解释的死亡事件。SIDS发病高峰期约为生后2~4个月，90%的病例发生在6个月前。早产儿由于中枢神经系统和呼吸系统发育不成熟，自主呼吸和体温调节不稳定，出生体重较轻，身体状况较为脆弱，因此更容易受到外界环境的影响。所以说早产儿是SIDS的高风险群体。

作为家长，不要担心害怕，可以采取以下措施来保障宝宝的安全。

（1）安全的睡眠环境：确保卧室室温适宜、通风良好。婴儿睡在坚固、平整的床垫上，避免过度包裹或过热。避免使用过软的垫子、枕头、毛毯和婴儿枕头，以减少窒息发生的风险。

（2）不与成人同睡一张床：让宝宝睡在自己的床上，婴儿床放在父母房间内，以方便父母随时观察和照护。

（3）正确的睡眠姿势：让宝宝采取仰卧位头背部抬高30°的睡觉姿势，这是降低SIDS风险的最安全的睡眠姿势，

头背部抬高可以减少乳汁反流现象。

（4）家庭风险防范教育：让所有看护人讨论并记住SIDS 的风险，确保每个照顾宝宝的人都知道要让宝宝仰卧睡觉，并了解床上包被用品的危险。

（5）床上用品的位置：确保宝宝的脸部和头部在睡眠时不被包被或衣物等覆盖物遮挡，覆盖物一定要远离宝宝头面部放置。

（6）不要在宝宝的房间内吸烟

家长需注意，一定要定期带宝宝进行随访和保健，遵照医生的建议是非常重要的。如果有任何担忧或疑问，一定及时咨询随访医生或儿童保健专家，寻求更为具体的指导和建议。

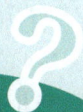

七、发育篇

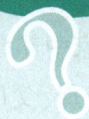

......

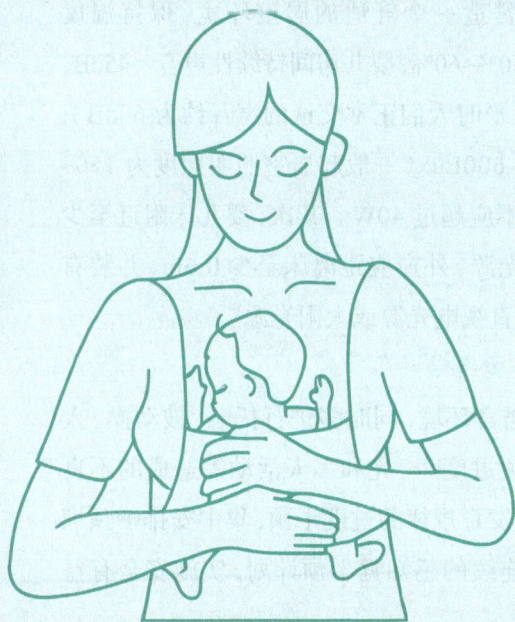

62. 早产儿神经发育支持照护是怎么回事

早产儿是发生神经发育障碍的高危人群。但早产儿的神经系统可塑性较强，0~3岁是神经系统发育最迅速及关键的时期，因此，此时期的神经发育支持照护逐渐被人们认识并重视。

发育支持性照护模式是什么？

它是一种提倡家庭参与，行为互动，提供多维度的个性化照护，以帮助早产儿神经体格发育，提升父母照护能力的照护模式。主要包括家中养育环境、早期干预训练、日常照护管理、出院后随访管理、父母参与管理等。

家中养育环境方面需要注意什么？

家长要为宝宝营造一个舒适的居室环境，保持温度22~26℃，相对湿度30%~60%，婴儿房间持续性声音<45dB，瞬时性声音<65dB（平时人们正常交谈的声音约为60dB）；环境照明范围为10~600Lux（一般起居室照明照度为150~300Lux），白炽光源不应超过40W。其次，婴儿床附近至少应有一个自然日光光源，外窗应距离床至少0.6m，并装有遮阳装置，避免宝宝直视电光源或太阳光源。

早期干预训练方面需要注意什么？

应营造丰富的语言环境，同时多进行抚触、被动操、人声朗读等。但需避免过度声、光和多人活动等造成的不良影响，避免违背婴儿发育规律的过度干预，集中安排干预训练时间。注意建立连续的感知觉干预计划，实施安全有益的多感官和/或环境变化刺激,具体涉及触、听、视、味、嗅、运动觉等不同感官刺激,每次 15~30 分钟。

（1）触觉训练:触觉刺激强调基于亲子皮肤接触,训练方式主要是袋鼠式护理,便于家中操作,怀抱宝宝的人不局限于母亲,也应鼓励父亲参与,并建议同时联合回应性照护（照护者观察、识别宝宝的动作、声音和表情等信息,并根据宝宝的信号做出积极回应,如拥抱、眼神交流、手势、发声等）。建议出院后每天袋鼠式护理至少 1 小时,多多益善。

（2）运动训练:根据早产儿运动发育阶段和规律,开展粗大运动、精细运动、平衡功能等训练。每次 20~30 分钟,每天 2 次。应根据不同矫正月龄实施适宜的运动锻炼指导和游戏化活动,前期以粗大运动训练为主（如抬头、翻身等）,后期以精细运动训练为主（手部等捏、握、旋转等）,并注意加强亲子互动。医生随访时会询问十挟训练实施情况,并结合神经发育筛查或评估结果,动态调整早期发展指导内容。

（3）视觉训练:采用色彩鲜艳的可发声玩具悬吊于距早产儿眼睛约 20cm 处,在其觉醒状态下,引起注视并缓慢向左右移动,眼睛随之而动,每次 3 分钟,每天 3 次,视觉从无到有是渐变的,父母离开时应缓慢移开。

（4）听觉训练:注意保持安静,操作轻柔,说话小声,可每日播放舒缓音乐,10~20 分钟,避免高频高调刺激的声音等。

（5）嗅觉训练:营造熟悉的、有父母体味的环境,如将母亲的贴身衣物放在宝宝身边。避免不愉快的嗅觉体验,如消毒液等。

（6）味觉感受：母亲每天更换食物种类会造成乳汁的味道有所不同，在没有母乳的情况下可适当提供蔗糖水，给宝宝带来甜味体验。避免咸、苦、酸等不良味觉体验。

出院后的宝宝要定期随访，早发现问题，早干预。父母也要参与制订宝宝的健康管理计划。早产儿父母乃至整个家庭对早产儿的付出远超过足月儿家庭，而付出与回报往往成正比，正是由于无数早产儿家庭爱的付出，才有了更多聪明健康的早产宝宝。

63. 听说给早产儿提供更多良性刺激有好处，应该怎么做

生后早期的脑发育需要丰富的营养支持和环境刺激，给宝宝提供触觉、听觉、视觉和味觉刺激，积极回应宝宝的需求对其大脑发育具有重要的影响，这种交流和刺激在不同年龄段侧重有所不同。

1~3个月

（1）鼓励父母多与宝宝皮肤接触，拥抱、交流，如说话、微笑、怀抱等。

（2）妈妈要学会辨识宝宝的哭声，根据不同的哭声判断宝宝的情况，及时安抚情绪并满足其需求，在哺喂、护理过程中通过说话、逗弄来与宝宝互动，对宝宝发声要有回应，可以用微笑、声音或点头来应答，同时要注意目光交流。

（3）在宝宝清醒时给予抚触，俯卧体位、竖抱、被动操

等,锻炼其头颈部的运动和控制能力。

（4）及时满足宝宝的生理需求,发现饥饿信号时要及时喂奶,尿便后及时更换尿片。

（5）爸爸妈妈跟宝宝互动时,可以边说话边让宝宝看人脸或鲜艳玩具、听悦耳的铃声和音乐等,促进其感知觉的发展,并逐渐增加适度的听觉、视觉和触觉刺激强度,给宝宝唱歌,用带响铃的色彩鲜艳的玩具吸引婴儿注视和转头跟踪。

3~6个月

（1）培养安全的亲子依恋关系,鼓励父母亲自参与养育,主动识别并及时有效地应答宝宝的生理与心理需求。

（2）培养宝宝形成规律的生活习惯,如按时进食、睡眠等。

（3）注意创造丰富的语言与养育环境,多与宝宝说话、模仿并鼓励宝宝发音,达到"交流应答"的目的。

（4）鼓励宝宝自由翻身,适当练习扶坐、靠坐等,可以鼓励家长竖抱,让宝宝多伸手抓握不同质地的玩具和物品,促进手眼协调能力发展。

（5）多带宝宝去户外活动,接受和认识不同的外界环境,认识周围的世界。

（6）给宝宝一些能抓、能咬的玩具,促进其探索,注意物品干净卫生。

6~8个月

（1）父母多陪伴和关注宝宝,在保证其安全的情况下扩大活动范围,鼓励其与外界环境和人接触。

（2）经常叫宝宝名字，说家中物品名称，培养宝宝对语言的理解能力。引导宝宝发"ba ba""ma ma"等语音，提高其对发音的兴趣。多与宝宝玩看镜子、藏猫猫、寻找声音来源等亲子游戏。

（3）帮助宝宝练习独坐和匍匐爬行，扶腋下蹦跳等大运动，同时练习伸手够远处玩具，双手传递玩具，撕纸等双手配合和手指抓捏动作，提高手眼协调能力。

（4）敏锐感知宝宝的需求，在安全情况下尽量予以满足。

8~12个月

（1）父母多陪伴和关注宝宝，经常叫宝宝的名字，用清晰的语言与宝宝交流，帮助其认识家里的人，认识生活中的物品。

（2）与宝宝面对面交流说话，让宝宝看到父母口型变化与动作，与宝宝一起唱歌、游戏，丰富婴儿语言环境，经常同宝宝看图画。让宝宝按指令做出动作和表情，如叫名字有应答，懂得挥手"再见"。

（3）帮助宝宝识别他人的不同表情，当宝宝出现生气、厌烦、不愉快等负面情绪时转移其注意力，宝宝受到挫折时给予鼓励和支持。

（4）帮助宝宝多练习手 - 膝爬行，学习扶着物品站立和行走。给宝宝提供杯子、积木、球等安全玩具玩耍，发展其手眼协调能力和相对准确的操作能力。

（5）增加模仿性游戏与互动性游戏，如拍手"欢迎"、捏有响声的玩具、拍娃娃、来回滚球、拖动毯子取得玩具等。

12~18个月

（1）回应性照护，经常与幼儿讲话，交流，进行亲子游戏活动，及时回应幼儿的需求。

（2）给予幼儿探索环境、表达愿望和情绪的机会。经常带幼儿玩亲子互动游戏，如相互滚球、爬行比赛等。引导幼儿玩功能性游戏，如模仿给娃娃喂饭、拍睡觉等。

（3）多给幼儿讲故事、说儿歌，教幼儿指认书中图画和身体部位，引导幼儿将语言与实物联系起来，鼓励幼儿有意识地用语言表达。

（4）给幼儿提供安全的活动场所，通过练习独立行走、扔球、踢球、拉着玩具走等活动，提高其控制平衡的能力。

（5）鼓励幼儿多做翻书页、盖瓶盖、用笔涂鸦、垒积木、套杯等动作，提高认知及手眼协调能力。

18~24个月

（1）家长对待幼儿的养育态度和行为要一致。在保证安全的前提下，给幼儿自主做事情的机会，对幼儿每一次的努力都给予鼓励和赞扬，培养其独立性和自信心。

（2）教幼儿学习更多词汇，鼓励其说出身边物品名称、短语，用语言表达需求并进行简单对话。同时，教幼儿学习区分物体大小，练习匹配形状和颜色等认知技能。

（3）提高幼儿身体动作协调能力，如学习扶着栏杆上下楼梯、踢皮球、踮着脚尖走和跑，握笔模仿画线，积木叠高等。

（4）培养幼儿生活自理能力，如用匙进食、用杯子喝水，学习脱裤子、脱鞋，固定大小便场所，练习大小便。

24~30个月

（1）鼓励幼儿帮助家长做一些简单的家务活动，如收拾玩具、扫地、帮忙拿东西等，有助于促进他们的自信心发展，并激发他们参与家务的热情。

（2）当幼儿企图做危险的活动时，应及时制止；出现无理哭闹等不适宜的行为时，可采用消退（不予理睬）或转移等行为矫正方法，让幼儿懂得日常行为的对与错，逐步养成良好的行为习惯。

（3）教幼儿说出自己的姓名、性别、身体部位以及一些短句和歌谣。学习执行指令，用较准确的语言表达需求；培养幼儿理解"里外""上下""前后"等空间概念。

（4）鼓励幼儿学习独自上下楼梯、单腿站，提高身体协调及大运动能力，通过搭积木、串珠子、系扣子、画画等游戏提高精细动作能力。

30~36个月

（1）鼓励幼儿发展同伴关系，提供与其他小朋友玩耍的机会，学习轮流、等待、合作、互助与分享，培养爱心、同情心和自我控制能力。

（2）通过与小朋友玩"开火车""骑竹竿""过家家"等想象性和角色扮演游戏，保护和培养幼儿的兴趣和想象力。

（3）经常给幼儿讲故事，并鼓励其复述简单的故事。教幼儿说歌谣、唱儿歌、讲述图画，不断地丰富其词汇量，提高语言表达能力。

（4）鼓励幼儿通过练习双脚交替上楼梯、走脚印、跳远等动作提高身体协调能力。通过画水平线、画圆形、扣扣子、穿鞋子等动作提高精细运动能力。

（5）逐步为幼儿培养规律的生活习惯，使其学习自己洗手、进食、穿衣、大小便等生活技能。帮助幼儿学会适应新环境，做好入园准备。

64. 每天都给宝宝做抚触和被动操可以预防脑瘫吗

宝宝的脑发育与发育环境密切相关。脑瘫的病因很多，主要是由于产前、产时、生后各种不良因素导致脑损伤，而早产、低体重、宫内缺氧、窒息等都是脑瘫的危险因素。如果宝宝有这些危险因素，每天给宝宝做被动操和抚触可以在一定程度上预防脑瘫的发生，但不能完全预防脑瘫。因此，还需要采用多种方法进行综合康复训练，来降低脑瘫发生的可能性或严重程度，主要包括以下几方面。

（1）抚触：对宝宝的感知觉发育和神经发育有一定帮助，可以建立宝宝的安全感，有利于宝宝配合治疗康复理疗。但只靠抚触无法有效预防脑瘫。

（2）被动操：可以刺激宝宝的神经系统发育，提高宝宝的肌肉力量和协调性。对有脑瘫倾向的患儿进行反复早期被动操训练等干预措施，具有改善脑瘫严重程度的作用。

（3）康复运动训练：遵循专业的康复训练指导进行针对性的运动锻炼，如俯卧抬头支撑等，以增强肌力及关节活动范围。

（4）科学喂养和营养管理：确保婴幼儿获得足够的营养素，支持其生长发育，促进神经系统的健康发育。

（5）疫苗接种与疾病预防：按推荐时间表为婴儿接种疫苗，有效防止某些可能导致神经系统损伤的感染性疾病。

（6）定期随访：在儿童保健门诊接受定期的体格检查和神经发育评估，早期发现可能存在的脑瘫迹象，及时采取干预措施，必要时进行专业康复训练。

总之，家长应密切关注宝宝的生长发育情况，定期体检进行神经发育行为评估检查，一旦发现异常可及时咨询专业医生。

65. 早产儿囟门过大或过小会对发育造成影响吗，如何解决

宝宝的前囟在出生时大约为 1.5cm × 1.5cm；出生后随着头部发育，头围逐渐增大，前囟也会相应增大；生后 6 个月，随着颅骨逐渐骨化，前囟会逐渐变小，通常在 1 岁 ~1 岁半左右闭合。

早产儿的囟门大小与发育情况有一定关联。囟门过大可能意味着宝宝存在着先天性脑积水、佝偻病等问题；而囟门过小则可能表示宝宝存在小头畸形、颅骨早闭等状况。这些情况都可能对宝宝的发育造成一定的影响。

囟门过大：宝宝的前囟超过 3cm × 3cm 属于囟门过大。维生素 D 缺乏性佝偻病会导致囟门过大及闭合延迟。也有少数宝宝囟门过大是由脑积水或其他原因所致的颅内压增高（脑炎或脑膜炎）引起，可能会对宝宝的认知、语言和发育造成一定影响，应尽快去医院行进一步检查和治疗。

囟门过小：有的宝宝因为宫内感染等因素导致出生后囟门偏小甚至 3 个月前闭合，严重时可出现小头畸形，造成中枢神经系统发育不良。如果发现宝宝有囟门过小的情况，家长一定要及时带宝宝去做检查。如果发现虽然囟门偏小，但宝宝的头围大小正常，家长就不必过分担心，只需遵医嘱定期监测头围变化，必要时行神经发育行为测评即可。

总之，家长要密切关注宝宝囟门的大小和变化，对过大和过小做到早发现、早检查、早干预。当出现以上异常情况，应及时到医院检查治疗，以免延误病情，影响孩子的正常生长发育。

66. 早产儿的出牙是按照矫正月龄吗，出牙太晚需要如何处理

早产儿的出牙时间早晚也要按照矫正月龄来判断。一般最早在矫正 4 个月开始出牙，随着月龄增加逐渐萌出更多的乳牙，到矫正 2.5 岁出齐 20 颗乳牙。宝宝的出牙时间存在较大的个体差异，主要受遗传因素影响，少数宝宝要到 1 岁才出牙，这都是正常现象。出牙晚的宝宝，后期出牙的速度往往会更快。如果宝宝到矫正 1 岁时还没有出牙，属于乳牙萌出延迟，家长需要带宝宝到口腔医院检查一下。出牙晚与遗传、营养、疾病等因素有关。

（1）遗传因素：如果父母小时候长牙较晚，宝宝长牙时间也可能偏晚。这是正常的生理现象，无需过度担忧。

（2）营养不足：宝宝长牙需要充足的营养支持，特别是钙、磷、维生素 D 等矿物质和微量元素。如果宝宝饮食中这些营养素摄入不足，可能导致长牙时间推迟。

（3）生长发育迟缓：可能与遗传、营养、环境等多种因素有关，家长应关注宝宝的整体生长发育情况。

（4）疾病影响：某些疾病如唐氏综合征、先天性甲状腺功能减退症等，可能影响宝宝的生长发育，也会导致出牙时间推迟。

为了促进宝宝的乳牙萌出，家长需要关注以下几点。

1）给宝宝补充营养与调整饮食，增加富含钙元素的食物，如牛奶、奶酪、酸奶、绿叶蔬菜等，注意营养均衡，食物多样化。

2）每天带宝宝进行户外活动，让宝宝的皮肤接受阳光照射，促进维生素 D 的合成。

3）适当刺激牙床，可以使用干净的纱布或指套牙刷轻轻按摩宝宝的牙床，给予适当的刺激。添加辅食后，可以让宝宝多啃食一些可咀嚼的食物，有助于牙齿的萌出。

4）定期监测与专业咨询，家长应注意观察宝宝的牙齿生长情况，记录长牙的时间和顺序；如果宝宝 1 岁还没有出牙，或者伴随其他异常症状如生长发育迟缓、食欲不振等，家长应及时带宝宝就医，寻求专业医生的诊断和治疗建议。

67. 宝宝头部爱出汗是怎么回事

早产儿出生后全身的汗腺还没发育完全，汗毛孔还未开放,只有头皮汗腺发育相对成熟(一出生就有头发),而出汗部位多见于有毛发的部位,所以头部自然成为婴儿出汗的第一部位。

小婴儿由于生长发育和新陈代谢旺盛,特别是在吃奶后出汗会更多。有的宝宝睡觉时也会出汗,特别是刚吃完奶后就入睡的宝宝更加明显,这是因为宝宝的神经系统发育还不完善,副交感神经(控制出汗的神经末梢)易兴奋,从而导致出汗,以头部更为明显,甚至由于头部出汗多,产生痒感,导致宝宝经常摇头,摩擦枕部造成枕部头发脱落形成"枕秃"现象,这些情况会随着年龄增长会逐渐好转。另外要注意,宝宝出汗并不代表其处于受热状态,也不是成人所说的"盗汗"。

当宝宝出汗时,父母要及时擦干汗液,以免汗液浸渍造成皮肤损伤。可以触摸一下宝宝的手脚,如果手足心都汗湿了,需要调节一下环境温度和湿度,避免宝宝出现焐热情况。如果宝宝出汗多同时伴随夜醒多、睡眠不安、惊跳反应时,需要考虑可能存在维生素 D 缺乏导致的低钙症状,要注意补充维生素 D 和钙剂。

68. 追赶性生长的参照标准是自己还是相同胎龄的足月儿

早产儿从出生开始就处于打怪升级的过程中,经历呼吸关、喂养关、感染关等重重关卡,又受到各种早产儿并发症的影响,生长发育常常不尽如人意,体重、身长、头围可能会落后于同胎龄儿。遇到这种情况的早产儿家长,对"追赶性生长"这个词语一定不陌生，我们可以通过科学、充分的营养支持让早产儿实现追赶生长。那么这里所说的"追赶"对象是谁？是自己还是相同胎龄足月儿呢？这里告诉大家的答案是，既和同胎龄的孩子进行横向比较，了解生长发育的水平；同时又和自己纵向比较，了解生长发育的速率。

首先，要按照纠正胎龄与同胎龄的孩子去比较，这就又涉及纠正胎龄的概念：比如一个胎龄 30 周出生的宝宝，目前生后 9 周，肯定不能跟 2 个月的足月儿去比较，而是应该按照纠正胎龄 30 周 +9 周 =39 周的标准，与 39 周的新生婴儿去比较才对。

知道了纠正胎龄的概念后，家长还需要了解比较的标准是什么。临床上，一般根据胎龄，分成纠正 40 周前和 40 周后两个阶段。纠正胎龄不足 40 周的早产儿，选择 2013 年的 Fenton 早产儿生长曲线图（分性别），40 周之后可选择 WHO 发布的《儿童生长标准》或根据中国九市 7 岁以下儿童的体格发育数据制定的中国儿童生长参照标准。需要强调的是，追赶也不是越多越好，而是要恰到好处，追赶生长的目标是追到第 25~50 百分位就可以了，SGA（小于胎龄儿）追到第 10 百分位，就应视为追赶生长比较满意了。

和"别人家的孩子"比较后，也别忘了与宝宝自己相比较，通过描绘生长曲线图了解宝宝的生长趋势，如果比生长曲线图中曲线的增长快，提示宝宝正在很好地追赶生长；如果与生长曲线图中的曲线增长趋势一致，提示目前生长发育处于正常范围，只是没有实现追赶；如果比生长曲线图中的曲线增长慢，而且越来越慢，那家长就需要高度警惕了，一定是哪里出了问题，需要尽快寻求医生的帮助。

总之，家长要对早产儿定期监测体重、身长、头围这些生长发育指标，并在生长曲线图中做好描记，掌握宝宝的生长发育规律。只有通过与同胎龄儿和宝宝自己的双向比较，做到知己知彼，才能找到最佳喂养策略，有针对性地实现追赶性生长。

69. 关于宝宝运动和认知能力的评估有哪些指标，家长如何做初步评判

儿童时期是大脑快速发育的阶段，定期监测宝宝的发育非常重要，可以了解宝宝的发育是否在正常范围，有无发育偏离情况。下面介绍一些简单的测试方法，家长可以根据孩子的纠正月龄进行测试，仔细观察。

测试一：视觉追踪红球或人脸

婴儿仰卧位时，用直径 10cm 红球，在距离婴儿眼上方20cm 处轻轻晃动引起宝宝注意。然后慢慢向左、向右弧形移动，观察宝宝眼球和头部跟随红球移动情况。

☑ 正常：1 个月宝宝眼球能追视，但头可能不转动；2 个月宝宝眼和头转动，向左、右追视可达 45°；3~4 个月向左、右追视可达 90°，即转动 180°。

⚠ 异常：不能注视或追视、转头范围小。

测试二：拉坐姿势时头可竖立

婴儿仰卧位，检查者扶持宝宝两侧前臂慢慢拉起宝宝

到 45 度,观察抬头情况,再拉到坐位观察宝宝竖头情况。

☑ 正常:1 个月宝宝被拉起时头后垂,坐位时头能竖立 5 秒;2~3 个月头轻微后垂,可竖头 15 秒以上;4 个月宝宝被拉起时头和躯干直线抬起,竖头稳,可左右转头看。

⚠ 异常:2~4 个月被拉起时头明显后垂,不能竖头。

测试三:俯卧位抬头和手臂支撑

让宝宝呈俯卧位,在头前方用玩具逗引,观察宝宝抬头和手臂支撑情况。

☑ 正常:1 个月宝宝头转向一侧;2 个月宝宝能抬头片刻,下巴离开床面;3 个月宝宝抬头超过 45°,肘部可支撑;4 个月宝宝抬头 90°,肘部可支撑胸部离开床面,还能左右转头。

⚠ 异常:2~3 个月不能抬头,4 个月抬头不稳,不能用肘部支撑使胸部离开床面。

测试四:伸手够物

让宝宝处于仰卧位或抱坐位,在其眼前吊一玩具,引其伸手够。

☑ 正常:4 个月宝宝可伸手,但不一定够到玩具,5 个月宝宝可伸手够到玩具。

⚠ 异常:4 个月没有伸手够物趋向,5 个月还不会伸手够物。

测试五:翻身

让宝宝穿薄衣呈仰卧位,用玩具逗引其向一侧翻身。

☑ 正常:3 个月宝宝有翻身意识,可翻向侧卧位,4 个月宝宝可从仰卧翻至俯卧位。

⚠ 异常：4 个月无翻身意识，5 个月不能翻至侧卧位，6 月不会从仰卧翻到俯卧位。

测试六：上身前倾坐

⚠ 6 个月不能做到为异常。

测试七：交往与情绪

面对面与小儿交流，观察其表现

☑ 正常：2 个月宝宝可有自发性的微笑和发出细小喉音；3 个月宝宝可以逗笑，咿呀发音；4~5 月宝宝对周围事物感兴趣，6 个月宝宝能认出熟悉的人。

⚠ 异常：3 个月面对面逗引不会笑；4 个月还不会发声；5 个月对周围事物无兴趣；6 个月表情淡漠，对照顾他的人无表情反应。

家长可按照以上这些简单的游戏互动测试，尽早发现孩子是否存在可疑异常情况；如果出现一项及多项异常表现，要及时带宝宝就医，进一步做客观量化评估检查。

70. 怎样才能知道宝宝神经行为发育是正常还是需要干预

宝宝的发育水平除了需父母在日常生活中通过互动照护细心观察外，更重要的是需要定期体检，由专业人员进行客观评价，特别是生后早期的神经行为发育评估尤为重要。早期发现、早期识别和早期干预是减少儿童发育异常的关键措施，建议早产儿在生后头 6 个月每个月检查一次，6~12 个月每 2 个月检查一次，12~24 个月每 3 个月检查一次，通过定期的体格发育检查，营养状况评估，神经心理发育评估检查,眼视力检查,口腔保健检查,听力检查等多个项目,综合判断宝宝发育是否正常,是否需要干预治疗。

宝宝到儿保门诊做定期体检时,医生在临床上常用的神经发育评估方法主要是一些客观量化评估表,包括丹佛发育筛查测试(DDST),0~6岁儿童发育筛查量表(DST),新生儿20项行为神经测查,0~6岁儿童神经心理发育检查表,格赛尔发育检查量表,国际儿童神经发育监测量表(GMCD),贝利发育检查量表等,这些量表都可以从更多角度来检查儿童发育水平,包括大运动发育,精细运动发育,言语发育,适应能力和社会能力发育。医生往往会结合宝宝的具体情况和年龄特点,针对性地选择不同评估方法,及时做出诊断性评估,并指导家长进行日常家庭康复训练,定期复诊,检查康复训练效果,进一步制订下一步训练和治疗计划,必要时需要到专业康复机构进行一些特殊检查和特殊康复训练,家长一定要积极地参与早期干预训练,以达到更好的康复效果。

父母在日常生活中,除了日常照护宝宝外,一定要注意多给宝宝一些良性的感官的强化刺激如视、听训练,除了红球、黑白卡片等玩具外,对没有注视表现的宝宝要给予红光刺激。其次,不同的人脸识别也非常重要,父母要经常与宝宝面对面逗笑,用开心的表情和笑声引导宝宝注视,并逐步增加刺激频率和强度。家庭日常生活中的积极干预可以对宝宝的神经行为发育起到很好的效果。

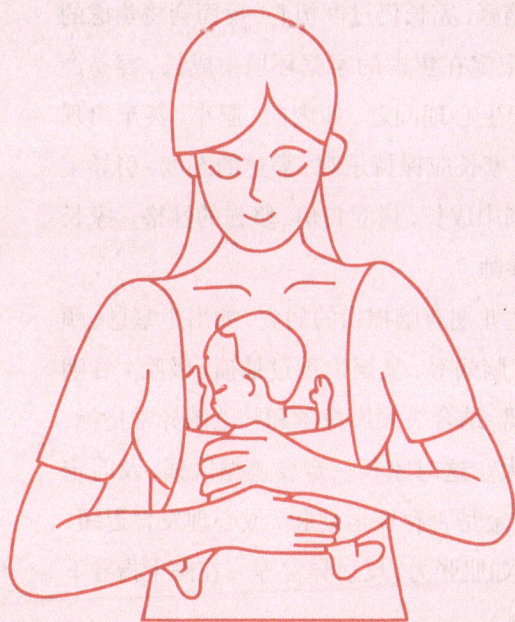

八、康复篇

71. 总是担心孩子是脑瘫怎么办

家长对于早产儿脑瘫的担心是不无道理的。由于新生儿救治技术的进步，使越来越多的早产儿得以存活，但同时脑损伤的发生率呈上升趋势。25%~50% 的极早产儿（胎龄 <28 周龄）可在远期出现不同程度的运动、认知或学习障碍。我国于 1997 年调查了 7 省市 1~6 岁 3 万余名儿童脑瘫，发现早产儿脑瘫患病率为足月儿的 25.16 倍。脑瘫患儿给个人、家庭和社会带来极大的医疗和经济负担，这也是家长担心的原因。在这里，我们给家长建议如下。

首先，早产儿一定要按时定期随访，经过专业医生的评估和诊断，判断其是否存在脑瘫风险或者脑瘫前兆症状。

如果宝宝没有脑瘫，家长仍过度担心，反而会将焦虑的情绪传递给宝宝。宝宝在焦虑的家庭环境中成长，容易产生负面情绪，继而产生心理问题，如内向、胆小，甚至出现自闭倾向等。因此，家长应保持乐观、豁达的态度，引导宝宝在愉快的家庭氛围中成长，树立自信、坚强的性格。家长是宝宝最好的人生导师。

如果宝宝在新生儿期有脑损伤的病史，如出生窒息、颅内出血、缺氧缺血性脑病等，甚至出现过抽搐、吸吮 - 吞咽功能欠佳等临床表现，结合头颅影像学和脑电图异常指标，发生脑瘫的风险较大。这时家长一定要遵循医嘱，及时定期随访，尽早发现宝宝是否存在运动和 / 或心理发育迟缓，是否存在脑瘫前兆（如肌张力、反射异常等），在医生指导下尽早通过康复训练等措施,降低脑瘫的严重程度。

72. 给宝宝吃药打针可以预防脑瘫吗

在门诊时,很多早产儿的家长都担心宝宝会不会有脑瘫,希望医生给宝宝开具一些药物来预防或治疗脑瘫。目前在临床上,某些药物如脑活素、神经节苷、鼠神经生长因子、脑蛋白水解物、脑苷肌肽等,确实可以促进大脑功能恢复、改善记忆力、修复受损神经细胞等,在一定程度上可辅助治疗小儿脑瘫。这些药物往往通过不同的药理作用机制发挥作用,例如脑活素能调节神经递质平衡,神经节苷脂可促进受损神经细胞修复和再生,鼠神经生长因子有助于神经元的存活、增殖和分化等。另外还有一些注射用脑神经营养药、肌肉松弛药、活血药等,通常适用于有明确神经系统损伤或功能障碍的患儿,如缺血缺氧性脑病、颅脑损伤等。目前还没有研究证据显示,以上各种类型的神经营养药物在大脑重塑中发挥作用,相反,药物治疗的疼痛刺激和心理压力反而会影响婴儿的脑发育进程,因此不建议给宝宝吃药、打针来预防脑瘫。

由于脑瘫的复杂性和治疗的特殊性,家长一定要在儿科或神经科医生的指导下使用药物口服或注射治疗,并定期进行专业评估和指导。另外,任何药物都可能存在副作用和风险,如过敏反应、肝肾功能损伤等。在使用这些药物时,必须严格遵循医嘱,注意观察宝宝的反应。

预防脑瘫需要采取综合措施,药物治疗只是其中的一部分。家长更需要关注宝宝的营养摄入、生长发育、疫苗接种等方面。良好的生活习惯和适当的康复训练对预防脑瘫有积极作用。根据宝宝的年龄和发育情况进行适当的运动训练和语言训练，培养安全依恋的亲子关系，积极回应宝宝的需求，保护好睡眠，主动引导宝宝产生自主活动，减少环境压力、治疗压力、家长焦虑、营养不良、过度被动训练等不利因素，这些是最有利于大脑重塑的关键因素，可减少脑瘫发生或减轻脑瘫症状。

73. 早产儿都会有后遗症吗

虽然早产儿由于过早出生，全身各系统发育未完全，可能面临呼吸系统、消化系统、循环系统、视网膜以及脑部等方面的健康风险，但并非所有早产儿都会出现后遗症。早产儿的健康状况和是否存在后遗症，取决于多种生物医学因素，包括早产的原因、出生时的体重和胎龄、出生后的医疗护理等。尽管一部分早产儿可能会面临一些健康问题，但绝大多数早产儿通过良好的护理和治疗，能够健康成长，没有任何后遗症。

家长需要客观了解并正确面对早产儿可能出现的医学问题，如早产儿脑瘫发生率约为 3%，出生体重越低，发生率越高。体重 <1 500g 的早产儿的脑瘫发生率高达10%~15%。早产儿中有 7.8% 智力低于正常，早产儿群体的平均智力水平也低于足月儿群体。早产儿出现学习困难，如计算能力、阅读能力低下和注意力缺陷等问题相对较多，

胎龄＜32周的早产儿中20%~30%会出现注意力缺陷、多动障碍及焦虑倾向。但这些发生率只是代表了早产儿群体的发生概率，并不代表每个个体一定会出现相应的后遗症，因此我们需要定期随访体检，评估每个早产儿的发育状况，及时发现并诊断可能存在的健康问题。针对已发现的健康问题，如支气管肺发育不良、神经系统发育异常、视力或听力障碍等，尽早进行干预和治疗。家长一定要树立正确的育儿理念，为宝宝提供良好的养护环境，包括合适的温度、湿度、光照等，以及科学的喂养和营养措施，通过建立亲子安全依恋、保护睡眠、回应式照护等一系列促进宝宝早期发展的措施，并在专业医师的定期随访和指导下进行科学的早期干预，可以极大降低各种后遗症的发生概率。

综上所述，虽然早产儿面临一定的健康风险，但并非所有早产儿都会有后遗症。通过早期的筛查、诊断、干预和优化护理，可以最大限度地降低早产儿出现后遗症的风险。

74. 听说早产儿回家后必须都要参加康复，是真的吗

早产儿出院后对外界环境的适应能力比较弱，刚经过住院期间疾病打击后，状态不稳定，很容易被过多的外界环境或护理训练刺激，产生生物钟紊乱，进而影响到神经系统的自我修复能力。所以，早产儿出院后早期干预的核心是改善养育环境，建立安全依恋，最重要的是吃好、睡好、回应式照护以及适宜、适度的多感官刺激。早产儿尽早回归家庭，在家庭照护中与家人积极互动，是最好的早期干预方

式，而非去专业机构做康复训练。

是否需要康复应根据早产儿的具体健康状况和发育表现来决定。如果早产儿有神经系统受损的疾病如颅内出血、缺氧缺血性脑病等，并出现了肌力、肌张力、智力异常等情况，那么可能需要做康复。康复治疗可以帮助他们改善身体状况，促进发育，减少后遗症的风险。

早产儿是否需要康复的评估标准主要包括以下几方面内容。

（1）评估早产儿的整体健康状况：包括体重、身高、头围等生长指标，以及心肺功能、消化系统、神经系统等方面的评估。

（2）观察早产儿的发育情况：包括运动能力、协调能力、认知能力、语言能力等方面的观察。如果早产儿在这些方面存在明显的发育迟缓或异常，可能需要康复治疗。

（3）咨询专业医生的意见：家长应该咨询儿科医生或康复专家的意见，根据早产儿的具体情况来确定是否需要康复治疗。

康复治疗是一个长期持续的能力改善过程，家长需要保持耐心和信心，陪伴早产儿一起克服各种困难，促进他们的健康成长。

75. 随访发现宝宝有肌张力问题，是否说明有脑瘫可能

随访时医生发现宝宝有肌张力问题，确实需要进一步排除脑瘫的可能性，但并不能直接断定就是脑瘫。

人体肌张力是肌肉在静止松弛状态下的紧张度和被动运动时遇到的阻力，是维持身体各种自主姿势以及正常协调运动的基础。肌张力异常可能表现为肌张力增高较硬（被动运动时阻力增大），或肌张力降低（肌肉松弛柔软，被动运动时阻力减退）。肌张力异常是脑瘫的一种常见症状，主要表现为因肌肉过度收缩导致身体一部分或全部出现持续性扭转或姿势异常等。但肌张力异常并不意味着一定是脑瘫。其他因素如神经系统发育不完善、先天性肌营养不良症、多发性末梢神经炎等也会导致肌张力问题。其中神经系统发育不完善是婴儿期尤其是早产儿常见的肌张力高的原因之一，通常随着神经系统的发育完善而逐渐改善。

家长在日常生活中可通过观察宝宝的日常行为和姿势，初步判断宝宝是否存在肌张力问题。如有疑虑，应及时就医。

当随访发现宝宝有肌张力问题时，医生会根据宝宝的既往病史、体格检查和必要的辅助检查（如头颅 MRI、脑电图等）来综合判断宝宝是否存在脑瘫等神经系统疾病。如果宝宝无高危因素，无脑损伤依据，仅仅体检提示肌张力高，需要排除由于宝宝紧张、敏感、抵触、哭闹等原因导致的误判，最好短时间内再复查体检。对于神经系统发育不完善导致的肌张力高，可通过家庭康复训练、按摩等方式进行改善。

如果确诊为脑瘫，家长应积极配合医生制订的治疗方案，包括药物治疗、物理治疗、康复训练等，尤其是以主动引导下的运动康复为主，还可结合穴位按摩疏通经络等中医理疗措施,不建议使用无循证医学依据的治疗手段,如高压氧、注射营养神经药、无精准脑功能定位下的经颅磁等治疗。

家长一定要保持积极的心态,给予宝宝足够的关爱和支持,帮助他们克服困难,以最大程度地促进宝宝的康复和发育,享受美好的生活。

76. 有脑损伤史的宝宝一定会有脑瘫吗

首先需要明确脑损伤与脑瘫的不同定义及区别。脑损伤是指大脑受到外界因素影响导致的功能障碍或结构改变,这种影响可以是物理性(如产伤)、化学性(如药物中毒)、生物性(如感染)等。脑瘫即脑性瘫痪,是指发育中的胎儿或婴幼儿脑部非进行性损伤所致的一种综合征,主要表现为运动障碍和姿势异常,可能伴随智力低下、癫痫等症状。由此可见,脑损伤是一个更广泛的概念,它涵盖了所有可能导致脑部功能或结构异常的损伤;而脑瘫是脑损伤在婴幼儿期的一种特定表现,具有特定的病因、症状和病程。

脑瘫的成因复杂多样,包括遗传因素、孕期感染、宫内发育迟缓、新生儿窒息、颅内出血等。其中新生儿缺氧缺血性脑病、颅内出血等是导致脑部非进行性损伤的常见因素,也是脑瘫的重要成因。

新生儿缺氧缺血性脑病是指缺氧缺血导致脑损伤,轻度的缺氧缺血性脑病绝大多数不会出现后遗症,中~重度缺氧缺血性脑病导致后遗症的风险显著增加,但由于大脑有很强的可塑性，可通过早期干预措施，最大限度降低后遗症的发生率，减少发生脑瘫的可能。

颅内出血分为四级，其中一级和二级出血一般不会导致后遗症；三级出血如果不合并脑积水或其他脑损伤，一般预后也良好；四级出血合并脑实质出血者，发生脑瘫的风险增加，需要早期积极康复以降低后遗症的严重程度。

由此可见，并非所有脑损伤都会导致脑瘫。脑损伤的严重程度、类型以及治疗干预的及时性和有效性，都是决定脑损伤是否发展为脑瘫的关键因素。轻度脑损伤通常不会引起脑瘫，而严重脑损伤或脑损伤治疗不及时，错过早发现和早干预时机，可能增加发展为脑瘫的风险。

对于有脑损伤史的宝宝，家长应密切关注其生长发育情况，定期进行神经发育评估。如发现宝宝存在运动障碍、智力低下、癫痫等症状，应及时就医并告知医生宝宝的脑损伤史，以便尽早干预和康复治疗，以降低脑瘫的风险。

77. 早期干预是什么意思，练抬头、练翻身、做做操就可以吗

对于早产儿和有高危因素的孩子们来说，早期干预是预防脑瘫、发育落后等不良结局最重要的措施。可是究竟什么是早期干预呢？就是练练抬头、练练翻身、做做操这么简单吗？

其实，早期干预是一个比较广泛的概念，包括的内容涉及方方面面，渗透在育儿的各个环节中，比如亲子依恋关系

的建立、睡眠管理、科学喂养等，都属于早期干预的范畴。例如，换尿布时，家长可以一边操作一边轻柔地呼唤宝宝的小名："宝贝，妈妈要帮你换尿布啦，你要配合妈妈哦"，交流互动的过程不仅能提高亲子依恋关系，还能激活孩子的神经元网络连接通路，促进语言认知等相关能力的发育，这也是早期干预的一种形式。

早期干预包含被动操等锻炼内容，但有些家长为了完成所谓的早期干预计划，不管宝宝当时的状态如何，环境是否适合，就刻板、机械地给宝宝做各种身体拉伸动作。这种训练模式看似动作流畅，实则非常不利于孩子的发展，还很容易引起孩子的抗拒。真正的早期干预是家庭内有亲子互动和交流的过程，对孩子来说应是美好的体验，应该要在宝宝睡醒吃饱后，心情愉悦时开始训练，同时注意环境温度和光线均适宜，可以播放一些舒缓的音乐做情景背景，游戏和训练同步进行，加上父母的轻声细语，才能达到真正促进发育的效果。

此外，专业人员也会对宝宝进行定期评估，不同阶段需要进行的评估内容不同，医护人员会选择合适的量表对宝宝进行全面、客观的专业评价。在评估的基础上，可以针对宝宝发育欠成熟的方面并结合宝宝的年龄特点进行个体化的发展促进指导，让家长有针对性地开展家庭早期干预。

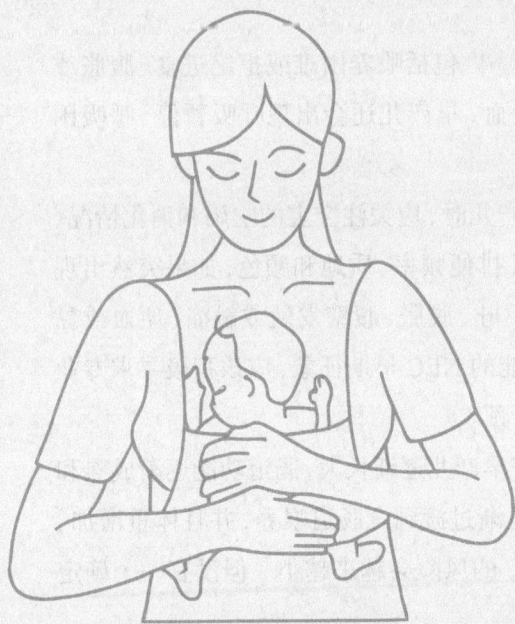

九、疾病篇

78. 新生儿坏死性小肠结肠炎如何预防

早产儿出生后可能会面临一些健康挑战，其中之一就是新生儿坏死性小肠结肠炎（NEC）。NEC是一种影响新生儿肠道（特别是小肠和结肠）的严重疾病。NEC患儿的肠道组织可能会受到损伤和坏死，并可导致严重的并发症，甚至危及生命。NEC通常在出生后的前几周内发生，早产儿具有较高风险。

NEC病情进展迅速，有严重并发症可能，因此家长应该了解NEC的预防措施和早期征象。

（1）预防措施：①母乳喂养；②逐步喂养策略，如避免过快或过量喂养；③严格遵守卫生规定；④避免过度使用抗生素等。

（2）NEC的症状：包括喂养困难或拒绝进食、腹胀或腹壁发硬、呕吐、便血，早产儿还会出现呼吸暂停、呼吸困难、体温不稳定等。

家长在护理早产儿时，应关注宝宝的吃奶和消化情况、腹部的形状和触感、排便频率、质地和颜色，如果突然出现喂养困难或拒奶、呕吐、腹胀、腹壁发硬或触痛、便血或黏液便等任何一种可能的NEC早期征象，应该积极寻求专业医师的帮助，尽早干预。

一般来说，随着早产儿逐渐长大，肠道功能逐渐成熟和稳定、从微量喂养逐渐过渡到全肠道喂养，并且体重增加、生长发育良好，NEC的风险会越来越小。但没有一个确定的"界值年龄"可以完全排除 NEC 的风险。即使早产儿的健康状况逐渐改善，家长仍应遵循医生的建议和指导，包括定期进行健康检查、避免不必要的药物使用、适当的喂养管理、关注任何可能存在的健康问题或症状，才能最大限度地降低 NEC 的风险。

79. 宝宝有先天性心脏病，回家后如何照顾，如何复查

先天性心脏病（congenital heart disease，CHD）是指在婴儿出生时存在心脏结构或功能异常。先天性心脏病的类型多种多样，临床表现及严重程度不一，需要综合性的医疗评估和治疗，必要时需要在新生儿期紧急手术救治，医疗团队会在第一时间告知家长，并确定下一步治疗方案和随访计划。

正常胚胎期间，卵圆孔和动脉导管都是维持生命的必要通道，但在出生后不久均会关闭，若出生后动脉导管或卵圆孔长时间持续开放，可诊断为动脉导管未闭（patent ductus arteriosus，PDA）或卵圆孔未闭（patent foramen ovale，PFO）。早产儿出现 PDA 和 PFO 的概率更高。一般情况下，PDA 或 PFO 不是很严重的问题，且具有一定的自愈性，可以随着月龄增长而逐渐关闭。单纯 PFO 一般不会导致血液的异常分流，或者分流量非常小，不会出现症状。只有少数动脉导管较粗的 PDA 或 PDA 合并 PFO 的宝宝，由于血液大量分流至肺脏造成肺部充血、肺水肿，进而出现呼吸衰竭、心脏杂音、心率增快等相应临床表现，才需要

治疗。

因此，有 PDA 或 PFO 的早产儿家长不要焦虑，如果宝宝精神好，吃奶好，体重正常，也没有其他任何异常表现，可以等待宝宝的动脉导管或卵圆孔自行关闭。这些宝宝出院后需要定期复查心脏超声，观察导管关闭情况，平时要观察宝宝有没有口周发绀、呼吸急促，避免呼吸道感染，尤其是肺炎，因为在 PDA 基础上患肺炎，不仅肺炎不易治愈，而且还容易合并心力衰竭。定期复查超声心动图是非常重要的措施，可以确保心脏的健康状况得到有效的监测和管理。定期复查的频率可能会随着宝宝的成长和病情的变化而不同。

80. 早产儿视网膜病变应该如何随访和干预

什么是早产儿视网膜病变？

早产儿视网膜病变（retinopathy of prematurity，ROP）是发生在早产儿、低出生体重儿的视网膜血管增生性疾病，目前 ROP 已成为世界范围内儿童致盲的重要原因。早产儿发生 ROP 并不少见，因此医生和家长都要对此充分重视，加强对 ROP 的防治。

宝宝在什么情况下易患 ROP？

宝宝视网膜血管发育是从胚胎 16 周大的时候开始，到胎龄约 40 周时发育基本成熟。因早产儿提前出生，视网膜存在不同程度的血管发育不全，出生后这些血管需要继续生长发育，从而覆盖整个视网膜。早产儿出生后的生长环境与母亲宫内有所不同,在某些因素的作用下,如环境中氧含量变化或因其他疾病需要吸氧维持生命时,高氧环境可诱发视网膜新生血管异常增生,导致视网膜水肿、出血、纤维化,进而损害宝宝的视力。严重情况下,增生的血管纤维化可牵拉视网膜,引起视网膜脱离,导致失明。

哪些宝宝需要做眼底检查?

早产、低体重是发生 ROP 的最根本原因,有些早产儿生后即使没有用氧也会患上 ROP。胎龄 <28 周出生的早产儿是 ROP 的高危人群,早产儿胎龄越小,发生 ROP 的风险越大,而且程度越严重。据统计,体重 1 000g 以下的早产儿 ROP 的发病率高达 80% 左右,胎龄 >32 周的早产儿则很少发生 ROP。

我国《早产儿视网膜病变筛查指南》建议的 ROP 筛查对象为:出生体重 <2 000g,或孕周 <32 周的早产儿和低出生体重儿;患有严重疾病或明确较长时间吸氧史的早产儿。

宝宝什么时间开始眼底筛查? 多大的时候就不用担心 ROP 了?

(1)首次 ROP 筛查时间:在宝宝生后 4~6 周或纠正胎龄 31~32 周开始。

(2)复查时间:复查间隔时间应根据第 1 次检查结果,由眼科医生确定。

如双眼无病变,可每 2 周复查 1 次,直至宝宝视网膜血管发育完成,一般在纠正胎龄 44 周,就不必担心宝宝发生 ROP 了。如果宝宝出院时视网膜血管化不全,还没有到纠正胎龄 44 周,家长应在宝宝出院后遵医嘱按时回医院检查眼底。

如果发现有可疑病变或者早期病变，医生会缩短复查间隔至每周 1 次；随访过程中若 ROP 病情程度缓解，可延长至每 2 周 1 次，直至病变完全消退。如持续观察病变一直未消退，至少应筛查至纠正胎龄 50 周，且确认无阈值前病变、无进展趋势，方可停止筛查。

每次眼底检查都让宝宝很难受，必须进行 ROP 随访吗？

家长们经常说，"宝宝眼底检查太受罪了，一定要做吗？"在这里必须强调：请家长务必严格按照医生的要求，按时对早产儿进行眼底筛查随访！

ROP 按严重程度从轻到重分为 1 期到 5 期。1 期和 2 期为早期病变，一般不需要治疗即可恢复，仅需严密观察；4 期和 5 期则为晚期病变，治疗效果差，视力损害和致盲率都非常高；而 3 期是治疗的关键期。为了能更好地抓住治疗时机，早期筛查尤为重要。因此，及时进行眼底筛查是防治 ROP 的重中之重。及时筛查，早期治疗，密切随访是保护宝宝视力最有效的手段。

宝宝眼底检查的流程及注意事项是什么？

检查前 2 小时暂时不要喂奶，以防宝宝在检查中出现呛咳引起窒息。提前半小时点散瞳药水，只有充分散大瞳孔后，眼科医生才能够通过检眼镜清楚地观察到整个视网膜血管的生长情况。检查时，医生会用开睑器把宝宝双眼眼睑撑开，用检查探头接触眼表进行检查。检查过程中，家长需要固定好宝宝的头部和双手，配合医生快速完成检查。

眼底检查不会给宝宝带来伤害,检查时哭闹、检查后眼睛轻度红肿都是正常现象,家长不必紧张,可遵医嘱用 3 天滴眼液点眼以预防眼睛感染。

早产儿眼底检查结果异常该怎么办?

如果宝宝眼底检查结果异常,家长们也不必过于焦虑。在眼科医生的及时筛查和积极治疗下,90% 的早产儿视网膜病变都会好转,视网膜血管能够发育完全。筛查中如发现宝宝 ROP 病变较重需要治疗时,医生会根据病情选择眼玻璃体腔内药物注射及视网膜激光或冷凝治疗,以控制病情进展。但若宝宝错过了 ROP 治疗的关键期,一旦发生视网膜脱离,就需要眼科手术,这种情况下的视力损伤甚至致盲则是不可逆的。只要配合医生做到及时治疗和随访,绝大多数宝宝都可以避免视网膜受到严重伤害,从而保障视力良好发育。

81. 为什么早产儿更容易出现斜视

斜视是一种由眼外肌协调障碍导致的眼部疾病,表现为两眼不能同时聚焦物体,两眼看东西时,一只眼睛聚焦在物体上,另一只眼睛发生了偏斜。

我国儿童斜视患病率超过 3%。早产儿由于视觉系统发育不完善,是视网膜病、斜视、屈光不正的高风险人群。当同时存在脑损伤时,早产儿发生斜视的概率会进一步增加。

生活中用眼姿势不良导致的斜视占 80%,常见原因如:

①家长经常固定在宝宝的一侧喂奶或者说话，孩子的眼睛习惯性偏向一个方向，时间久了就会引起斜视；②床头悬挂玩具挂件离得太近，宝宝长时间盯着看有可能发展成内斜视。

要注意的是，有些宝宝可能是假性斜视，这是由于大部分亚洲人存在内眦赘皮，遮住了部分内眼角，双眼球总是向中央集中，给人一种内斜视的假象，实际上并不斜视。家长可以捏起孩子鼻梁的皮肤，露出内眼角，斜视现象就会消失。也可以使用简易眼视力筛查仪，观察黑眼球上的反光点，假性斜视的反光点一般都是对称的，真性斜视会出现一只眼睛的反光点在黑眼球中央，另一只眼睛的反光点偏移。假性斜视会随着年龄增长逐渐改善，家长无须担心。

建议当宝宝矫正年龄为 1 周岁时，无论有无斜视，都去医院眼科进行检查，排除早产儿常见的眼科疾病，以免后续由于视力问题影响学习和生活。

82. 支气管肺发育不良应该如何随访和干预

支气管肺发育不良（bronchopulmonary dysplasia，BPD）是早产儿的慢性肺部疾病，严重影响宝宝的生存质量和远期预后。BPD 宝宝住院时间长，出院时常仍存在一些问题，如喂养困难、反复呼吸道感染、气道高反应性疾病、生长发育迟缓及神经发育迟缓等，需要进行出院后家庭综合管理和定期随访。

什么是BPD?

BPD 又称新生儿慢性肺疾病,当早产儿出生后用氧持续时间超过 28 天,并持续至纠正胎龄 36 周时仍然需要吸氧或呼吸支持,即可诊断为 BPD。

BPD 是一种由于肺发育受阻和生后肺损伤而导致的呼吸系统严重并发症,围产期的各种恶性刺激如胎儿生长受限、炎症暴露、给氧、机械通气等均可导致肺血管和肺泡发育的停滞,最终形成 BPD。BPD 多发生于 32 周以下早产儿,宝宝表现为慢性呼吸功能不全,需要长期氧疗或呼吸机帮助呼吸。

BPD 宝宝出院后可能会有以下问题出现:短暂性缺氧或呼吸暂停、心率下降或青紫;吞咽和呼吸不协调导致吃奶时出现氧合下降、呛奶;胃食管反流、误吸;呼吸系统疾病(如咳嗽和喘息);持续性肺动脉高压;早产儿视网膜病变(ROP);生长发育迟缓、代谢性骨病等。

BPD 宝宝出院前需要做哪些准备?

BPD 宝宝出院后发生上述各种问题甚至意外的风险较高,有可能会造成严重的不良后果,需要家长们了解并引起重视。

为保证 BPD 宝宝出院后安全过渡及序贯治疗,出院前需要进行母婴同室过渡,制订个体化的家庭护理方案。家长须在专业医护团队的指导下学会如何照顾孩子,适应孩子的吃奶速度和能力,识别氧饱和度降低的情况,学习掌握相关的家庭护理技能、必要的急救技能,做好充分的心理准备。

出院须准备以下物品并学会使用方法:①便携式婴幼儿

经皮氧饱和度监测仪；②家用制氧机（可调氧流量 2~8L/min，氧浓度 21%~90%）或氧气瓶。

BPD 宝宝怎样做好家庭氧疗及监测？

BPD 宝宝如果出院前经医生评估出院后仍需吸氧，那么，如何做好家庭氧疗及监测呢？家长需要注意以下事项。

（1）家庭氧疗建议继续低流量（0.5~1L/min）鼻导管吸氧。

（2）建议持续脉搏血氧饱和度（SpO_2）监测，特别在宝宝吃奶、哭闹、活动、夜间睡眠时应格外注意 SpO_2 情况。

（3）目标氧饱和度应维持在 95% 以上，心率在 100~160 次/min 之间。

（4）如出现 SpO_2 下降 <90% 时，可调整吸氧浓度和氧流量，休息后观察。喂奶时应仔细观察宝宝脸色及监测氧饱和度、心率，如发现宝宝吃奶时氧饱和度下降，可暂停喂养，待宝宝氧饱和度恢复后再开始喂养。如频繁下降或难以恢复正常，须及时就近就医。

（5）脱离氧疗：宝宝呼吸稳定，保持体重追赶性增长理想并达到同龄同性别婴儿的第 25~50 百分位，室内空气中 24 小时 SpO_2 保持在 95% 以上，可考虑脱离氧疗。脱离氧疗必须循序渐进，在几个月内逐渐减少氧气流量，不要在呼吸道感染或其他疾病过程中减少或停止氧疗。

BPD 宝宝出院随访与管理措施有哪些？

（1）**体格生长发育监测**：生长参数包括体重、身长和头围，建议出院后前 4~6 周为每 1~2 周监测 1 次，以后每 2 周~每月监测 1 次，直至生长状况稳定且与矫正月龄相符，随后按普通儿童进行监测。

（2）**营养管理**：推荐母乳＋母乳强化剂喂养（优先），或早产儿出院后配方奶喂养，强化喂养至矫正月龄 3 个月以上，体重、身长、头围的生长指标达到同龄同性别婴儿的第 25~50 百分位，在随访医生结合个体增长速率情况指导下逐渐减半直至停止强化喂养。喂养从定量定餐、母乳瓶喂逐渐过渡到按需喂养、母乳亲喂。矫正月龄 4~6 个月开始添加辅食。随访时医生会根据宝宝的生长指标和血液生化代谢指标，给予及时调整各种营养补充剂及用药情况。

（3）**神经发育评估**：定期进行神经发育评估，矫正胎龄 40~44 周完善 NBNA 评分、全身运动评估（GMs）；矫正 3 月龄时进行 GMs、头颅 MRI、听力检查；矫正 6 月龄时进行贝利婴儿发育量表评估。

（4）**BPD 相关性肺动脉高压（BPD-PH）管理**：如宝宝出院前已经诊断 BPD-PH，出院后需按照医嘱继续服用降肺动脉压力的药物（西地那非等）。宝宝应定期接受超声心动图检查，监测肺动脉压力，治疗期间 1~2 周复查 1 次，肺动脉高压缓解后每 4~8 周复查 1 次，直至脱离氧疗后 6 个月左右。

（5）**避免感染**：每天家里要通风换气，避免过多的亲友探望，家中有呼吸道感染者应注意隔离。平时多观察宝宝的皮肤颜色、呼吸节律、体温情况，发现异常须及时就诊。宝宝要按规定程序接种各类疫苗，需额外加强接种的疫苗包括流感疫苗和 13 价肺炎链球菌疫苗。

（6）**出院后随访计划**：出院后 1 周根据出院医嘱到新

生儿科专科门诊随访 1 次。出院后第 1~6 个月建议每月随访 1 次，出院后第 7~12 个月建议每 2 个月随访 1 次，1 岁后建议每 3 个月随访 1 次，2 岁后建议每 6 个月随访 1 次。

83. 早产儿脑白质损伤是什么

脑白质损伤是早产儿最常见的脑损伤形式，严重者会发生脑白质软化，是造成孩子发生认知障碍和神经系统发育异常的主要原因。脑白质损伤主要发生于胎龄 <32 周和 / 或出生体重 <1 500g 的早产儿，通过颅脑超声检查发现脑室周围脑白质软化的发病率是 5%~15%。

家长可以做些什么来避免宝宝发生脑白质损伤？

要回答这个问题，首先要知道早产儿脑白质损伤发生的原因是什么。

任何可能导致早产儿缺氧缺血的原因都可导致脑白质损伤的发生，如母亲的多种妊娠合并症（子痫前期、胎盘早剥等），早产儿自身疾病（呼吸窘迫综合征、呼吸暂停等）。早产儿脑白质细胞主要是少突胶质前体细胞，相较于成熟的少突胶质细胞来说，这些未成熟的细胞更容易因为缺氧、缺血而损伤。此外，感染、出血、皮质类固醇的应用等诸多因素可能会加重脑白质损伤。而母乳喂养和充足的营养供给在一定程度上可以促进神经髓鞘发育，有助于早产儿的大脑发育。所以，家长能为宝宝做的就是提供母乳喂养，帮助早产儿抵御各种不利因素的侵害，促进脑损伤修复和健康发育。

早产儿发生脑白质损伤会有什么表现？对宝宝有什么远期影响？

早产儿脑白质损伤在新生儿期无特异性的症状和体征，可能在很长一段时间并无临床表现，很难早期诊断。家长可能在数周甚至数个月后发现孩子四肢肌张力增高。也有孩子可能没有肌张力增高的表现，到学龄前甚至学龄期才发现存在认知或学习困难。流行病学调查显示，早产儿在心理、运动、行为、认知发育方面，出现多动 - 注意力缺陷、数学技能和阅读理解能力的问题较足月儿更常见，更容易出现焦虑、孤独症样表现、行为异常，严重者可发生脑瘫、癫痫。

看到这里，家长也不用特别焦虑，即使宝宝发生了脑白质损伤，医生也会及时提供帮助，通过定期规律的随访评估，进行早期诊断和早期康复训练，一定会明显改善宝宝的神经发育预后。

84. 早产儿做头颅超声检查，家长需要做什么

随着新生儿医学技术的不断发展，不同胎龄早产儿的救治成活率越来越高。早产儿由于脑组织发育不完善，后续发生脑损伤及其神经系统后遗症的风险较大，出院后仍需要定期检查，通过早发现、早诊断和早干预降低脑损伤的发生风险，减轻后续给社会和家庭造成的负担。

经天然声窗——即早产儿头颅骨的前囟进行颅脑超声探查，是观察早产儿颅脑结构、协助诊断颅脑疾病的首选技

术手段,具有便捷、迅速、及时、安全、无创、无辐射等优点。目前头颅超声已成为很多国家 NICU 病房危重新生儿脑损伤的常规筛查和检查手段,也是危重新生儿出院后脑发育及脑损伤随访的重要检查手段。

头颅超声检查前,家长需做的准备:①保证宝宝安静,提前让宝宝吃饱喝足、换好尿布、保证睡眠,若宝宝出现哭闹,可以边检查边吃奶,对于大一点的宝宝,可以准备好玩具;②前囟检查时,让宝宝处于仰卧头正中位,乳突囟及后囟门检查时,宝宝可以俯卧位及侧卧位;③不需要备皮,不需要镇静剂。

头颅超声检查后,须为宝宝擦洗头皮和头发,戴好帽子,若心电监护正常或宝宝状态良好,就可以回家了。家长需要及时关注检查结果报告,尤其是对异常结果要定期复查,这对宝宝的健康十分重要。医生也会根据检查结果,结合临床情况进行综合判断,并告知家属及时复查。

早产儿的代偿能力很强,即使发生脑损伤,父母也千万不要轻言放弃。在能力范围内,尽量多与宝宝进行互动,按时定期复查评估,并遵循医生的建议进行适当练习,可以让宝宝尽快康复。

85. 宝宝头围持续小,需要干预吗

如何判断宝宝的头围是不是真的小?

(1)根据纠正胎龄和头围生长曲线图判断:如果枕额头围(occipitofrontal head circumference)低于同龄、同性别

新生儿头围均值的 2 个及以上标准差（standard deviation，SD）为小头畸形。

（2）注意观察头部外观是否有这些异常表现：患儿头顶部小而尖，前额狭窄，枕部平坦，面部及耳部看起来相对较大，前囟及骨缝过早闭合，出现矢状缝或冠状缝骨嵴隆起。

如果宝宝的头围小于正常，怎样干预？

要根据宝宝头围小的不同原因，有针对性地进行干预。

（1）生长发育迟缓导致头围小：要确定早产儿的营养状况，判断其体重和身长是不是也在相同的较低的百分位，如果三者同时小，属于生长发育迟缓，需要找新生儿科或儿童保健科的医生加强营养干预，增加能量和其他营养物质的摄入，帮助宝宝进行追赶性生长，并定期随访其生长发育情况。

（2）病理性因素导致头围小：小头畸形是较罕见的神经系统发育异常性疾病，可导致患儿发生智力障碍、癫痫和脑瘫等。小头畸形病因多样，环境因素与遗传因素均可单独或共同作用而致病，这些因素在患儿出生前、出生时或出生后均可发挥作用。原发性小头畸形的病因有遗传因素，母亲妊娠时期各种有害因素（感染、营养不良、中毒、放射线）影响胎儿颅脑发育，宝宝代谢异常、染色体畸变（如 21 三体、18 三体、13 三体或其他异常）等。继发性小头畸形是由出生后各种原因引起的，如缺氧、感染、外伤等，这些因素均可引起脑损伤和脑萎缩，导致宝宝头围变小。如发现宝宝存在小头畸形，需要到新生儿科、神经外科、儿童康复科等相应的科室进行诊断、治疗和干预。

86. 宝宝的大腿皮纹不对称，一定是髋关节发育异常吗

体检发现宝宝的大腿皮纹不对称，有必要去医院吗？

大腿皮纹不对称多由皮下脂肪分布原因导致，但约10% 左右的大腿皮纹尤其是臀纹不对称可能存在髋关节发育不良的风险。所以还是建议家长带宝宝到医院检查一下，通过做髋关节超声排除髋关节发育问题，以免漏诊，耽误治疗时机。

儿科医生一方面会仔细观察宝宝的臀部和会阴部是否对称，双下肢是否等长，一侧下肢是否总处于外旋位置，甚至活动较少。另一方面会通过以下两个体征检查做判断。

（1）Ortolani 试验：宝宝平卧位，屈膝、屈髋 90°，检查者双手握住宝宝膝关节并向外展开。正常可外展 70°~80°；如外展 <60° 为异常；如双侧髋关节外展不对称，外展差别 >10° 也为异常。

（2）Allis 征（Galeazzi 征）：宝宝屈膝屈髋，双足并齐，观察两侧膝关节的高度是否在一个水平线上。髋脱位会造成大腿短缩，患侧膝关节低于健侧，称为 Allis 征阳性。有助于单侧髋关节脱位的诊断。

发现髋关节发育不良怎么办？

（1）观察和监测：对于轻度的髋关节发育不良，需要定期观察和监测。医生会通过影像学检查（如 X 线或超声检查）来评估髋关节的发育情况，并作出相应治疗方案的

调整。

（2）**物理疗法**：通过康复训练、手法复位、按摩等方法改善髋关节部位的肌肉力量，平衡步态。

（3）**使用辅助器具**：使用辅助器具提供重力支持和稳定性，如婴儿吊带、分腿蛙式抱姿、外展蛙式石膏固定、外展蛙式固定支架。生后 3 个月内髋关节脱位的宝宝，多使用器具固定，限制双侧髋关节活动范围，加上平时注意抱的姿势（蛙式抱），大多可以逐渐恢复。6 个月以后的宝宝如果发现有髋关节脱位，髋关节的内收肌关节囊等已经发生挛缩和增厚等改变，复位困难，可能需要手术复位加石膏固定，使髋关节逐渐回归髋臼。

（4）**手术治疗**：对于超过 1 岁的髋关节脱位或严重髋关节发育不良等情况，需要考虑手术治疗。

87. 髋关节发育不良是什么意思，需要定期检查吗

髋关节发育不良是儿童常见疾病之一，包括髋臼发育不良、髋关节半脱位及髋关节脱位。有些宝宝的髋关节发育不良是出生时就存在的，也有一些宝宝的髋关节发育不良是在成长过程中因人为因素而导致的。

在一些情况下，宝宝出生时可能被发现髋关节发育有轻微的"异常"，但这些异常可能在出生后几周内自行改善，逐渐趋于正常。而有些宝宝出生时髋关节看似正常，但也可能逐渐发展为髋关节发育不良。导致这种发育中的不确定性的原因尚不明确，但这种情况的发生既有内在诱因也

有外在诱因。

（1）内在诱因：关节韧带松弛、女婴（女性发病率是男性的 5~9 倍）、基因缺陷（家族倾向性）、原发髋关节发育不良等。

（2）外在诱因：包括臀位产、第一胎、羊水过少、某些护理方式不当（如新生儿绑腿或使用强迫伸髋并腿的襁褓）等。

常规筛查是早期诊断的重要手段。早产儿出院后定期随访，在矫正月龄 1~2 个月内到有经验的儿科医师处做专业体检，6 个月以内进行髋关节超声检查是筛查的重要手段，通过早期发现、早期诊治可大大降低后续异常步态和畸形的发生率。

在日常生活中，家长要注意不要使用强迫宝宝伸髋并腿的襁褓包裹方式，应让宝宝像"小青蛙"一样保持四肢自然屈曲状，自由活动下肢。蛙式体位可以使髋臼与股骨头有更好的贴合，促进髋臼的发育。

88. 宝宝感染了呼吸道合胞病毒怎么办

呼吸道合胞病毒（RSV）是一种肺病毒科的 RNA 病毒，在北半球的 10 月到次年 2 月是感染的高峰季节。对于 1 岁以下婴儿来说，RSV 是引起毛细支气管炎和肺炎等下呼吸道感染最常见的病因。据统计，几乎所有 2 岁以下儿童都感染过 RSV，且重复感染率也很高。RSV 有高度传染性，传播途径主要是直接接触，飞沫或气溶胶也可引起传播。

RSV可在手和污染物上存活数小时，因此，洗手和接触防护是预防RSV传播的重要方式。

早产儿，尤其是出生于RSV流行季前半段的婴儿，或有哥哥姐姐感染RSV的婴儿，是RSV感染的高危人群。

RSV感染后一般表现为发热，体温通常不超过38.3℃，初期表现为上呼吸道症状，如鼻塞和流鼻涕。1~3天后出现咳嗽和呼吸窘迫，呼吸频率增快、三凹征、喘息和肺部湿啰音，3~5天达高峰，然后症状逐渐消退。咳嗽完全消失的平均时间为8~15天。对于大多数既往体健的宝宝，RSV感染引起的毛细支气管炎可自愈，一般不会引起并发症；但对于一些病情严重的宝宝，尤其是早产儿，存在肺部基础病（如支气管肺发育不良、肺囊性纤维化）和患有先天性心脏病，免疫功能受损的宝宝往往病情较重，发生并发症的风险增加。其中，最严重的情况包括呼吸暂停和呼吸衰竭，这些宝宝甚至可能需要接受机械通气治疗。

宝宝一旦患病，需要根据他/她的身体状况和症状程度遵医嘱治疗。治疗手段包括支持治疗、个体化治疗和药物治疗。支持治疗是RSV引起下呼吸道感染主要治疗手段，包括密切监测宝宝的体温、心率、呼吸、血压和血氧饱和度等临床指标，必要时静脉输液和采取适当的呼吸支持。个体化治疗是根据宝宝是否存在基础病、是否有气道高反应或免疫功能受损等情况采取雾化治疗等措施。

家长应注意，在宝宝出生后第一年的RSV流行季节，一定要采取积极的措施预防感染，宝宝的密切接触者和看护人应做到勤洗手，咳嗽和打喷嚏时用纸巾、衣袖或肘部遮挡口鼻,立即将纸巾丢入垃圾桶并洗手,避免二手烟,尽量不去人员活动密集的场所。

目前已经有成熟的免疫预防方案可以有效降低早产儿感染 RSV 的风险,包括帕利珠单抗、尼塞韦单抗免疫预防。这些方案已取得了很好的预防效果,能够显著降低早产儿RSV 感染的患病率。

89. 宝宝听力筛查没通过怎么办,后续如何检查

新生儿听力筛查是通过耳声发射、自动听性脑干反应等电生理学检测,在新生儿出生后,于自然睡眠或安静的状态下进行的无创检查。进行听力筛查的主要目的是及时检查宝宝的听力,以期尽早发现问题并及时干预,有效防止宝宝出现听力障碍和语言发育落后等情况。

对于初筛未通过的小宝宝,父母不必过于焦虑,因为听力筛查可能会受到多种因素影响,例如监测环境的噪声或外耳道存在分泌物等,这些干扰因素都可能导致筛查结果出现假性异常。特别是首次听力筛查,如新生儿外耳道残存羊水或胎脂,可导致听力筛查不通过。这类小宝宝需要在生后 42 天内,排除干扰因素后进行复查,只要结果显示通过,则说明宝宝听力正常。

听力筛查复查仍未通过的早产儿,应在生后 3 个月内,及时转诊至儿童听力诊断中心进行听力综合评估。确诊为永久性听力障碍的早产儿,应在出生后 6 个月内进行相应的临床医学和听力学干预。对于具有听力损失高危因素的

早产儿,即使早期通过新生儿听力筛查,仍应在 6~11 月龄以及 1~6 岁每年至少进行 1 次听力筛查;在随访过程中怀疑有渐进性听力损失时,应及时转至儿童听力诊断中心,进行听力综合评估。

新生儿听力损伤的高危因素包括以下多种情况:出生体重小于 1 500g 的早产儿,宫内感染史,永久性耳聋家族史,母亲在怀孕期间使用耳毒性药物、利尿剂或滥用药物和酒精,在新生儿重症监护病房住院超过 5 天,颅面部畸形尤其是外耳和耳道畸形,出生时 Apgar 评分低,高胆红素血症等。这些因素都可能增加新生儿听力损伤的风险。

在早产儿出院时,主管大夫会向家长交代宝宝可能存在听力损伤风险因素,家长一定要了解复查流程,认真贯彻执行。

90. 宝宝由于住院错过了遗传代谢病筛查,必须补做吗

遗传代谢性疾病是指由于生殖细胞或受精卵的遗传物质在结构或功能上发生改变所致的一类疾病。新生儿遗传代谢病筛查已经在全世界范围内推广,成为提高出生人口素质的一种有效方法。具体指在新生儿生后数天内采集干血斑,统一由当地指定的医疗检测机构利用实验室技术筛查遗传代谢病,以期在临床症状出现前给予及时诊治,避免患儿身体各器官受到不可逆的损害,改善其远期健康预后。我国目前主要对先天性甲状腺功能减退症、苯丙酮尿症和听力障碍等疾病进行免费筛查,很多地区还增加了筛查项

目,包括先天性肾上腺皮质增生症及利用串联质谱筛查技术检测的多种遗传代谢病。通过疾病筛查,可在新生儿尚未表现出疾病的临床症状,但其体内生化指标、激素水平已有明显变化时就做出早期诊断,随后通过有效的治疗,避免患儿重要脏器出现不可逆的损害,保障儿童正常发育。研究发现早产儿在某些遗传代谢性疾病的发病率可能高于足月儿,因此对他们进行遗传代谢病筛查的意义更大。

如果不做遗传代谢病筛查,可能会遗漏一些潜在的健康问题,可能在日后逐渐显现疾病表现,延误治疗时机,对新生儿的健康造成威胁。

若宝宝错过了遗传代谢病筛查的采样时间,应按出生医院的规定要求及时进行补查。即使错过了初次的筛查时间窗,仍可以及时就医说明,并通过其他方式进行检测和评估。

补做地点:新生儿可以在出生医院或者当地妇幼保健院进行补做筛查。

补做流程:家长需要携带新生儿的出生证明和相关医疗记录,前往指定的医疗机构进行筛查。医疗机构会根据新生儿的具体情况,安排相应的筛查项目和检测时间。

在补做筛查前,家长应充分地了解筛查的目的、方法和意义,以便更好地配合医疗机构的工作。家长也应注意观察新生儿的日常行为和身体状况,如有异常应及时就医。

除了补做筛查外,家长还应定期带宝宝进行体检,以了解宝宝的生长发育情况和健康状况。家长还应密切关注宝宝的发展里程碑,如抬头、翻身、爬行、站立等动作的发育情况,以及语言、认知等方面的进步。如有任何疑虑或担忧,应及时向专业医疗人员寻求帮助。

91. 宝宝不太喜欢看人脸,会不会有孤独症

孤独症,现统称为孤独症谱系障碍,是一组以社会交往障碍、言语和非言语沟通障碍、狭隘兴趣及重复刻板行为为主要特征的神经发育性疾病。自 2006 年起,我国将孤独症归类为精神残疾,2007 年 12 月联合国大会通过决议,从 2008 年起,将每年的 4 月 2 日定为"世界孤独症关注日"。对于孤独症儿童来说,及早发现,及早进行科学干预和教育训练,可得到较好的疗效,明显改善预后结局。早产儿是发生孤独症的高风险人群,所以要重点关注。

早期孤独症可表现为"五不"行为:①不看或少看,缺乏目光对视,"目中无人"。②不应或少应:呼之不应,不听指令,不合作。③不指或少指:缺乏恰当的肢体动作,如手指指物、点头等。④不说:不会说话或说话迟。⑤行为不恰当:与人互动时行为不恰当,如使用物品的方式异常。尤其是"不看"表现较为突出,孤独症儿童早期即开始表现出对社交互动中的视觉刺激缺乏兴趣或注视减少,尤其是对人眼部的注视减少。有些孤独症儿童虽然能够与人对话,但他们在面对面交流时的目光接触仍然不正常。因此,家长如果发现宝宝不太喜欢看人脸,应同时观察有无其他表现,如对呼唤名字的反应不敏感,不会手指物或用点头、摇头表示需求和拒绝,语言发育延迟,对于物品的不恰当使用等。

目前研究认为，这些孤独症的早期迹象可在宝宝 2 岁前甚至 1 岁左右就有部分表现，因此，家长若发现上述异常，建议尽早带宝宝到儿童保健门诊就诊；另外，早产儿定期随访时也会进行相关孤独症量表检查，及时诊断并开始有效的干预和治疗。

92. 发现宝宝嘴里有鹅口疮怎么办

鹅口疮是由白念珠菌感染引起的一种婴儿期常见口腔真菌感染性疾病。感染途径分为内源性和外源性。内源性感染多见于长期大量应用抗生素、激素的婴儿，这些药物可能导致菌群失调，引起鹅口疮。大多数情况下，鹅口疮是由外源性感染引起，如通过使用被白念珠菌污染的奶瓶、奶嘴或其他物品经口摄入感染。

患有鹅口疮的宝宝在吃奶时可能比平时更加烦躁，或者因为进食加重口腔黏膜疼痛而不愿意吃奶，如果这种情况持续不改善，可造成体重下降。如感染下行扩散到肠道，还可以引起腹泻和霉菌性尿布炎。如母亲乳头感染白念珠菌，可能导致乳头灼痛，影响哺乳。如家长发现宝宝突然出现吃奶不好或吃奶时哭闹，可检查口腔黏膜有无白色附着物，并带宝宝就诊，明确诊断后再接受治疗。一般使用制霉菌素粉 12.5 万单位与甘油 30ml 混合配制成制霉菌素甘油，或将制霉菌素片 1 片放在生理盐水 10ml 中稀释，每次用棉签蘸取少许涂在口腔黏膜上，一日数次，局部涂药可在两次喂奶间隔期间进行，并坚持继续母乳喂养，如婴儿口腔或母亲乳头疼痛，也可将乳汁挤出来，再用匙喂。

日常护理中禁用纱布等物品擦拭婴儿的口腔黏膜；母亲每次喂奶前要洗净双手，擦洗乳头，尽可能保持乳头干燥。宝宝用的奶瓶、奶嘴、小毛巾要单独消毒，开水煮沸晾干待用，婴儿衣被及日常接触物品也要及时清洗，以预防发生鹅口疮。

93. 宝宝回家后如何安全喂药

许多早产儿出院回家后还需要继续长期或短期口服一些药物。对于一些新手父母来说，给宝宝喂药是一项非常困难和具有挑战性的任务。由于儿童自身的生理特点及发育特征，他们比成年人更容易受到用药错误产生的不良反应的伤害。因此，如何安全而有效地为小宝宝喂药，也是新手父母们应该熟练掌握的一项基本技能。下文将简单介绍出院回家后的早产儿应该如何安全喂药。

正确喂药的重要性

儿童的肝肾解毒功能尚不完善，药物在其体内的吸收、分布、代谢和排泄与成人存在很大差异，因此，儿童所用药物的剂量、剂型与成人多有不同，而用药错误对儿童造成的伤害也会更大。国外一项针对儿童用药的研究，进行了52次家访和280次用药评估，共发现61次用药错误，其中有9个用药错误对儿童造成了伤害。美国CDC统计因药物过量而到急诊就诊的儿童中，约有5%是因为家长喂药错误造成的。

生活中常见的喂药错误包括：①喂了"两次药"；②喂了错误的药；③喂错了剂量；④忘了喂药。

而常见的造成喂药错误的原因包括：①没有仔细阅读药品说明书；②不知道如何正确喂药；③没有与其他监护人沟通好。

如何正确喂药

父母从医院接宝宝出院的时候，大夫和护士都会交代一些出院的注意事项，里面就会提到出院后还需要吃一些口服药物，那么这些药物究竟该怎么吃，也是很有学问的，其中最主要的是要掌握五个"正确点"：①正确的孩子，明确宝宝为什么需要服用这些药物；②正确的药物，明确宝宝需要吃哪几种药物；③正确的剂量，明确宝宝需要吃多少药量，可能需要结合病情和体重增长调整剂量；④正确的时间，明确药物的服用时间，每天服药次数；⑤正确的方式，明确给药方式方法，口服、灌肠、滴鼻或滴眼等方法。

具体喂药的方法

以小宝宝常用的颗粒剂型的药物来举例，当家中有宝宝专用喂药器时，可以使用喂药器喂药。如果没有喂药器，可以临时使用以下的方法：做好手卫生后，首先用注射器注入一些白开水将颗粒状的药物混为泥状，然后将手指消毒清洁，接着将药物抹在手指上，最后用手指将药物抹在小婴儿的两侧口腔内侧壁上，孩子就会自己慢慢将药物咽下，如图 9-1 所示。

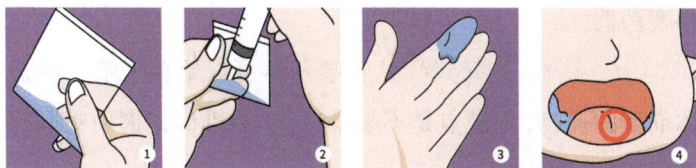

图9-1　没有喂药器时的喂药步骤

正确的喂药姿势

可以参照图 9-2 所示的姿势，需注意，喂药时家长可以让宝宝半躺在自己怀里，一只手握住孩子的胳膊，另一只手用喂药器将药物推送到口腔内侧壁的后方。

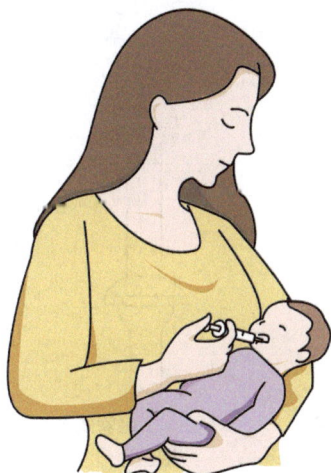

图9-2　正确的喂药姿势

喂药器的选择

市面上有许多各种各样的喂药器供家长选择。当然，每种喂药器都有自己的优缺点，家长可以根据实际情况选择适合自家宝宝的喂药器，以下简单介绍市面上常见的几种喂药器。

（1）滴管式喂药器：这种喂药器可以给孩子喂一些液体剂型的药物，但缺点是不易排气，不易准确把握所吸取的药物剂量（图9-3）。

（2）吸管式喂药器：这种喂药器可较为精确地测量药物用量，同时奶嘴的造型也使得宝宝更容易接受，但缺点是不易排气（图9-4）。

（3）注射器式喂药器：这种喂药器可在精准测量药物剂量的同时，进行反转排气，使用起来相对方便，但是价格可能相对较高（图9-5）。

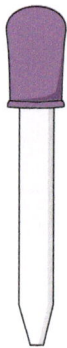

图9-3 滴管式 喂药器

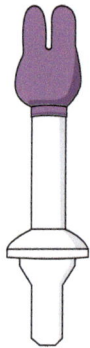

图9-4 吸管式 喂药器

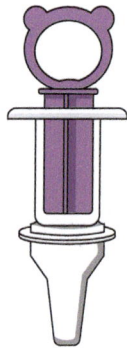

图9-5 注射器式 喂药器

94. 宝宝为什么总咳嗽，一定要看医生吗

宝宝咳嗽很常见，意味着可能存在各种不同的问题。宝宝不能表达，有时候家长们很难掌握去看医生的恰当时机。在秋冬季节，尤其居住在北方，雾霾、冷空气同时袭来，

宝宝娇嫩的呼吸道受到异物或异味刺激后，可出现咳嗽症状。父母对此难免担心或焦虑，想着赶紧给宝宝吃药止咳，但经常不能缓解，甚至由于父母不了解药物的作用反而让宝宝咳嗽加重。宝宝出现咳嗽时，最关键的措施是要找到原因，而不是一咳嗽就马上给宝宝喂止咳药。

什么是咳嗽？

咳嗽是人体一种重要的排异性防御反射。通过咳嗽可排出咽喉部的痰液及鼻腔后的鼻涕或胃食管反流的消化道内容物，保持呼吸道畅通。宝宝偶尔咳嗽是正常现象，但某些时候，咳嗽也可能是某种疾病的症状。

（1）咳嗽的性质：从宝宝咳嗽声音上，一般可分辨出是"干咳"还是"湿咳"，干咳通常发生在宝宝感冒或过敏时，有助于清除鼻腔内的分泌物，有时也可能是由于咽部疼痛的刺激引起的，通常没有痰声伴随。而湿咳通常与呼吸道感染有关，当宝宝的气道内产生痰或黏液（这些分泌物中包含白细胞，有助于杀灭细菌）时，就会引发湿咳以排出痰液，咳嗽会伴有"呼噜"痰声。

（2）咳嗽的程度：此外，家长还可以能通过咳嗽的频率和强度来判断程度的轻重，例如是偶尔的单声咳嗽，还是阵发性剧烈咳嗽。有时，剧烈的咳嗽会影响宝宝的呼吸，甚至让宝宝的小脸憋得通红，这种程度的咳嗽，就需要看医生了。

宝宝咳嗽的原因是什么？

（1）呼吸道感染，包括上呼吸道感染和肺部感染，如普通感冒、流行性感冒、百日咳等。

（2）呛奶或异物吸入，宝宝吃奶后不久，乳汁从胃、食管反流到口鼻腔，可出现溢奶、吐奶甚至呛奶。

（3）过敏，宝宝的呼吸道对冷空气、尘螨、动物毛屑等过敏造成咳嗽。

什么情况需要立即看医生?

（1）年龄小于 4 个月。

（2）呼吸费力，呼吸声音大，呼吸急促。

（3）咳血，或者咳出黄色或绿色痰。

（4）剧咳造成呕吐，难以进食。

（5）发热，吃奶差，精神状态不如从前。

（6）咳嗽持续 1 周仍没有好转。

95. 百日咳是什么，如何预防

百日咳是由百日咳鲍特菌引起的急性呼吸道传染病，过去曾是导致婴儿呼吸道疾病和死亡的主要原因，直到 20 世纪 60 年代起，在国际上广泛接种百白破疫苗，才使这种疾病几乎被消除。

近几年发现这种病例又逐渐增多。大多数情况下，患百日咳的宝宝无感冒或发热症状，可出现持续干咳，并逐渐加重，逐渐出现特征性阵发性痉挛性咳嗽，咳嗽时可伴有伸舌、眼睛凸出、面色改变等表现，咳止时伴有深长的鸡鸣样吸气性吼声（图 9-6）。

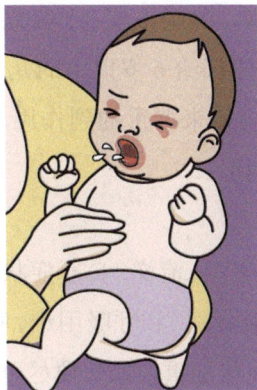

图9-6　百日咳咳嗽

　　对于百日咳来说,预防是关键,家长应确保宝宝接种过百白破疫苗。因为宝宝在得到三剂疫苗前都无法得到充分的免疫保护,所以家人最好也接种 TDAP 疫苗(破伤风、白喉、百日咳疫苗)。

　　如果怀疑宝宝患有百日咳,须立即就医。如果诊断为百日咳肺炎,还需要住院治疗,给予静脉应用抗生素和吸氧治疗。

96. 作为家长,如何分辨宝宝是普通咳嗽还是肺炎咳嗽呢

　　小婴儿出现持续性咳嗽一般多见于感冒后咳嗽、喉炎、肺炎、支气管炎等呼吸道感染疾病。

普通感冒或流行性感冒

注意有无感冒导致咳嗽的其他症状,发热体温不超过

38℃、鼻塞或流鼻涕、哭闹不安、干咳或伴有少许黏痰,病程2~3天。一般不建议给6岁以下的儿童使用咳嗽和感冒药,因为用药可能会带来严重的副作用。最好听从医生指导,等待症状自然消退。

喉炎

宝宝会先出现咳嗽、流涕、鼻塞症状,逐渐出现阵发性犬吠样咳嗽(声音很特别)和呼吸困难,吸气时声音嘶哑甚至呼吸困难,夜晚症状加重。家长要尽可能安抚宝宝,尽快带宝宝去医院儿科急诊就诊,给予药物雾化治疗,缓解喉部痉挛症状和呼吸困难。

肺炎

如宝宝出现发热(体温可超过38.5℃),频繁咳嗽伴有咳痰,呼吸急促,疲乏无力甚至呕吐、呛奶,需要尽快带宝宝去医院就诊,除外肺炎。肺炎是一种常见的呼吸道感染疾病,可由多种病原微生物引起。须经专业医生诊断,并给予病因治疗和积极对症治疗。

婴儿喘息或毛细支气管炎

小婴儿常常于感冒后发生喘息,可能与湿疹病史,或过敏和哮喘的家族史有关,目前普遍认为婴幼儿喘息是一种气道高反应性疾病。

毛细支气管炎是由呼吸道合胞病毒引起的下呼吸道感染,在秋冬季节多发,可出现发热、食欲差,呼吸急促、咳嗽喘息逐渐加重,严重时可导致青紫甚至呼吸困难,甚至可能危及生命。

当宝宝出现喘息时,父母要密切注意宝宝的呼吸频率。

如果呼吸频率增快，每分钟呼吸 50 次或更多，则考虑存在呼吸困难，需要尽快到儿科急诊就诊。医生经常使用缓解喘息的雾化药物治疗。喷雾器是一种特殊的装置（图 9-7），它能以细雾的形式输送药物，与适合宝宝口鼻大小的面罩一起使用，可以迅速缓解宝宝的喘息症状。

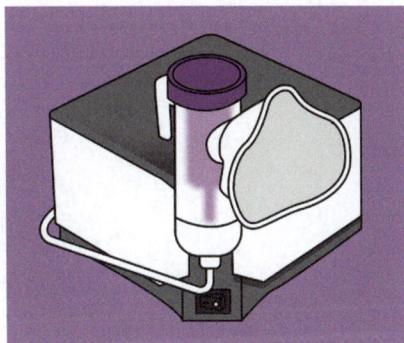

图9-7　雾化喷雾装置

宝宝的喘息得到缓解后，家长可以在家里使用这种雾化装置治疗咳嗽或喘息。如果宝宝症状不缓解或阵发性咳嗽严重，伴有呼吸费力，需要尽快就医复诊。

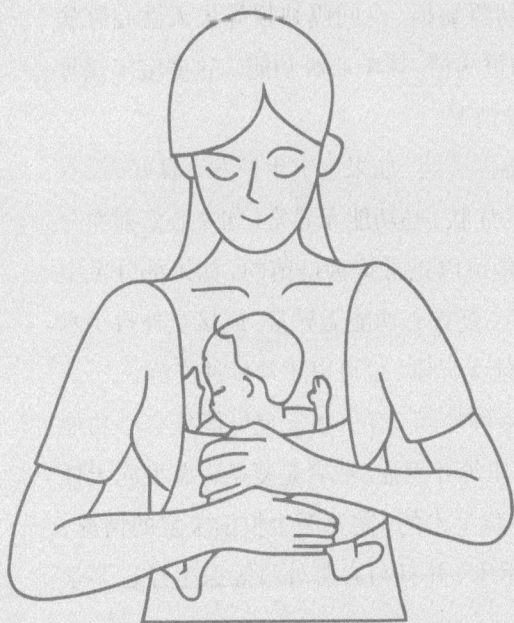

十、疫苗篇

？

？ ……

97. 脑损伤和先天性心脏病的早产儿可以正常接种疫苗吗

通常来说，如果早产儿经过医生的专业评估，确认其病情处于稳定状态，并且在逐渐恢复，也就是说宝宝已经不存在严重感染、代谢性疾病、急性肾脏疾病、肝脏疾病、心血管疾病、神经和呼吸道疾病等需要持续住院治疗时，就可以按照出生后的实际月龄接种疫苗了。

既往有脑损伤史的早产儿是否可以接种疫苗，取决于脑损伤的状况。如果脑损伤已经过了急性期，且孩子已经接受了相应治疗，没有神经系统异常表现如反复惊厥、肌张力异常等，可以按照正常流程接种疫苗；如果脑损伤伴有其他接种疫苗的禁忌证，则不能接种疫苗。

当宝宝存在房间隔缺损、室间隔缺损等先天性心脏病时，接种疫苗不会加重病情、影响心脏功能。这些宝宝接种疫苗主要分以下两种情况。

（1）可以正常接种疫苗：如果宝宝生长发育良好，没有相关先天性心脏病的症状，心功能无异常［如左心室射血分数（LVEF）≥60%］是可以正常接种疫苗的，如果部分宝宝接受介入治疗手术后，复查心功能无异常，或接受外科手术后3个月，复查心功能无异常，也可以正常接种疫苗。

（2）需要暂缓接种疫苗：有一些宝宝可能伴有心功能不全、严重肺动脉高压等并发症，或者是复杂青紫型先天性心脏病，需要多次住院手术的，需要医生根据宝宝的情况，评估是否需要及时手术，并且与心脏外科等医生经过多学科会诊，决定疫苗的接种时机。

总之，宝宝在接种疫苗前，最好再咨询专科医生，根据具体情况来判断是否可以接种。

98. 住院期间曾注射过血液制品的宝宝，出院后接种疫苗需要注意什么

一般来说，曾经输过血制品的宝宝不需重复接种以前接种过的疫苗。

后续接种疫苗时，需要考虑两种情况，一种是接种灭活疫苗，另一种是接种减毒活疫苗，它们的接种方式有所差别。如果是接种灭活疫苗，可以在输注血液制品之前、之后或同时接种。对于某些存在如乙型肝炎、狂犬病和破伤风等传染病感染风险的宝宝，可推荐同时使用相关抗体（免疫球蛋白）和疫苗。

曾经输注过血液制品（包括免疫球蛋白、血浆或血小板）者，需要间隔至少 3 个月才能接种胃肠外（非口服）减毒活疫苗，如接种麻腮风、水痘等减毒活疫苗；推迟接种的间隔时间和所用的血液制品类型和剂量有关，具体时间需要咨询专业医生来评估决定。

既往曾接受血液制品的宝宝可以接种口服活疫苗（脊髓灰质炎病毒疫苗和轮状病毒疫苗）。

如果宝宝在注射减毒活疫苗的 14 天内使用过含抗体的血液制品，应该在使用血液制品一段时间后再重复接种一次前述疫苗，具体情况也需要进一步咨询相关专业的医生。

99. 早产儿接种疫苗要推迟时间吗，需要按照矫正月龄吗

　　健康早产儿一般可以按照出生后实际月龄接种疫苗，但仍然有一些早产儿需要延迟疫苗接种时间，具体可以参照《特殊状态儿童预防接种（广东）专家共识》提供的建议（表 10-1）。

表 10-1　早产儿预防接种建议

病种	乙型肝炎疫苗	卡介苗	其他疫苗	接种建议
正常 / 高危新生儿	无禁忌	无禁忌	无禁忌	按照国家规定进行接种
急性疾病新生儿	暂缓接种	暂缓接种	暂缓接种	疾病好转后，出院前可进行接种或补种
早产儿	母亲乙型肝炎（+）或情况不详：无论体质量大小，出生后立即接种乙型肝炎丙种球蛋白＋乙型肝炎疫苗	暂缓接种	暂缓接种	（1）出生体质量 <2kg，至体质量 ≥2kg 或出生 1 个月后进行乙型肝炎疫苗接种；（2）出生体质量≥2.5kg 和纠正胎龄≥37 周进行卡介苗接种；（3）住院期间暂缓接种其他疫苗，出院后按照实际年龄进行补种；（4）超早产儿（<28 周）/ 超低出生体质量儿（<1 500g）由于其免疫系统不完善，建议出院后由专科医师进行评估后提出预防接种建议。
	母亲乙型肝炎（-）：出生体质量≥2kg可进行接种；出生体质量 <2kg，暂停接种	暂缓接种	暂缓接种	

100. 早产儿接种疫苗会不会加重病理状态，不接种疫苗会带来怎样的影响

　　疫苗是预防常见传染性疾病的重要手段，通过接种疫

苗,可以在体内形成抗体,从而抵抗病原体的入侵。大多数情况下,早产儿和足月儿一样,进行常规疫苗接种是安全的,国内外大量临床研究显示早产儿疫苗接种出现的不良反应很少见,也不会加重其的病理状态。相比足月儿,早产儿的疫苗接种更能显著降低感染性疾病的发病率和病死率。现有的研究数据表明,早产儿按照实际年龄进行免疫接种即可,无需校正胎龄。虽然早产儿对于多数疫苗初始剂量的抗体反应可能低于足月儿,但也都能达到保护浓度并成功诱导免疫记忆,说明疫苗接种对早产儿具有免疫原性、安全性和良好的耐受性。

早产儿由于自身的免疫系统发育不成熟,抵抗力较弱,不接种疫苗,无法在体内形成有效的免疫保护,更容易受到各种病原微生物的侵袭,从而患上传染病。有研究显示,未接种水痘疫苗的人群比接种过水痘疫苗的人群患水痘的风险约增加 9 倍;未接种麻疹疫苗的人群比接种过麻疹疫苗的人群患麻疹的风险约高 35 倍;未接种百日咳疫苗的人群比接种过百日咳疫苗的人群患百日咳风险高 6~28 倍。早产儿一旦感染传染病,不仅会影响身体健康,还可能对生长发育造成不良影响,甚至留下后遗症,影响日后的生活质量。

为了确保早产儿的健康成长,家长应及时带他们接种疫苗。